临床移动护理信息系统实用指引

LINCHUANG YIDONGHULI XINXIXITONG SHIYONGZHIYIN

应 波 韩斌如 主 编

中国科学技术出版社

·北 京·

图书在版编目（CIP）数据

临床移动护理信息系统实用指引 / 应波，韩斌如主编 . -- 北京：中国科学技术出版社，2020.5

ISBN 978-7-5046-8342-7

Ⅰ . ①临… Ⅱ . ①应… ②韩… Ⅲ . ①护理学 - 管理信息系统 Ⅳ . ① R47-39

中国版本图书馆 CIP 数据核字（2019）第 180746 号

策划编辑	崔晓荣　孙若琪　郭伟疆	
责任编辑	崔晓荣　张　晶	
装帧设计	华图文轩	
责任校对	邓雪梅	
责任印制	马宇晨	

出　　版	中国科学技术出版社
发　　行	中国科学技术出版社有限公司发行部
地　　址	北京市海淀区中关村南大街 16 号
邮　　编	100081
发行电话	010-62173865
传　　真	010-62179148
网　　址	http://www.cspbooks.com.cn

开　　本	787mm×1092mm　1/16
字　　数	200 千字
印　　张	11.5
版　　次	2020 年 5 月第 1 版
印　　次	2020 年 5 月第 1 次印刷
印　　刷	北京中科印刷有限公司
书　　号	ISBN 978-7-5046-8342-7 / R • 2448
定　　价	100.00 元

作者简介

应波，副主任护师。现任首都医科大学宣武医院护理部副主任。护理质量管理、护理管理、护理信息及外科护理是主要专业领域，专注于推进护理质量管理的科学化、专业化与精细化。在中华护理学会、北京护理学会等四个学术团体和一家护理统计源期刊有任职。

韩斌如，主任护师，教授，硕士生导师。现任首都医科大学宣武医院护理部主任。护理管理、外科护理及信息是其主要专业领域。现任中华护理学会常务理事、副秘书长，北京护理学会常务理事、普外专业委员会主任委员，在8个护理学术组织任职，担任《中华护理杂志》等4家护理核心期刊编委。

王欣然，主任护师，副教授，硕士生导师。现任首都医科大学宣武医院外科护士长，致力于重症护理专业的实践与研究。北京护理学会重症监护专业委员会副主任委员，另在6个学会、7家护理核心期刊有任职。

编者名单

主　编　应　波　韩斌如

副主编　王欣然

编　者　（以姓氏笔画为序）

王欣然　乔雨晨　刘凤春　阮　征

应　波　赵晓维　尉俊铮　韩斌如

内容简介

　　本书从不同侧面全方位介绍了护理与信息有机融合的过程。临床护理信息系统是护理质量管理自身持续发展与信息技术高度结合的产物。我们从护理的视角对临床护理信息系统的整体架构、设计难点、解决方法向大家逐一展开，逐个逐项剖析，最终促进护理工作流程的优化与质量提升。书中着重描述了护理信息系统中各个具体功能的使用操作路径、护理执行有关的闭环管理，提醒与错误拦截的多种形式，结构化护理病历的智能写入，以及信息数据的二次利用等等，是临床护理信息成长足迹的讲述与回味，同时还包括利用系统如何提高护理工作效率，与大家共享护理信息化建设的经验与收获。

前　言

　　我们有幸与一个信息技术突飞猛进的时代邂逅。

　　信息技术浪潮席卷全球，信息技术变革医疗势不可挡，护理自然身在其中，并快速成长。

　　作为首都医科大学宣武医院护理信息化建设整体设计的亲历者之一，也有幸遇见并深度参与美国医疗信息与管理系统学会（healthcare information and management systems society，HIMSS）对我们医院临床信息系统的 6 级与 7 级评价工作。HIMSS 标准体系的核心价值观是围绕患者安全与医疗质量，这给予我们很好的指引。

　　宣武医院临床护理信息系统自 2012 年开始，从参观学习起步，汲取国内多家医院护理同行信息化建设的有益经验，到结合医院自身的护理管理经验，以及护理质量管理实践的不断深入而逐步推进。沿着患者安全与医疗质量这个方向，通过大量的流程再造建立了各部门、人员之间相互协作的业务流程闭环管理机制，逐步提升护理过程的标准化、安全性与可操作性，逐步提高效率、减少护士重复劳动，努力达到刘继兰女士在《国际标准 中国实践 JCI＋HIMSS 标准的中国故事》中所说，帮助护士"不那么辛苦"地做好"该做的事"，并且做得标准，做得稳定，做得长久。

　　在医院临床护理信息化的建设过程中，我们充分感受到任何护理信息化的进步与优化都不能仅凭某个团队的一己之力完成，一定是护理团队与信息团队，甚至是与医疗相关的多个团队充分合作的结果。护理团队必须先提出想法，这是信息建设的前提；基于此想法再有详细的需求与规则，而且越详细越好、越明确越好；然后信息团队依此寻找解决方案，与护理团队充分、反复讨论，寻找实现目标想法的最佳路径；最后是信息团队的程序设计或软件开发，完成临床测试。

全书以"流程图""路径""智能提醒""难点与经验分享"为每部分内容的主体框架，每部分内容中出现的若干个"难点与经验分享"将我们曾经在护理信息化建设中遇道的各种各样的困难一一展现。有些困难的解决或是我们认为并不是问题的设计，到目前为止也可能是局限的、有缺陷的，而挑毛病与找错是信息建设中一个重要的有益经历，以此逐步减少不合理、不正确的设计，系统建设才能更加完善。

　　这恰恰说明护理信息化是一个持续性建设与发展的过程，它不是简单地将纸上的内容通过录入电脑再打印出来，而是先进的管理与信息技术高度融合的体现，不仅仅是前期闭环管理机制的建立和之后护理过程无纸化的实现，更重要的是护理质量管理的进步、护理人思想不断更新下的工作流程优化、患者安全建设以及管理水平提高。

　　护理的未来离不开信息化，临床护理信息系统是基础。

　　虽然我们借助数据的力量在患者安全、延续护理、护理质量上开展了一些工作，但这才是开始。

首都医科大学宣武医院　应波

2020 年 2 月

目　　录

第一章　移动护理信息系统的顶层设计

第二章　执行过程的闭环管理

1

第三章　结构化智能电子护理病历

第四章　智能交班报告与患者交接

第五章　消毒供应追溯系统

第一章　移动护理信息系统的顶层设计

第一节　系统组成

随着医院数字化建设的蓬勃发展，"数字化医院"的概念已不再陌生。按照国内外医院数字化发展经历，其发展将历经三个阶段：管理数字化阶段、医疗数字化阶段、区域医疗为特色的数字化医院阶段。随着麻醉监护系统、检验信息系统、电子病历系统等的兴起，"医疗数字化"逐渐成为数字化医院发展的中心。数字化医院的建设不仅仅是对管理工作的数字化，更包括对医院所有医疗活动中所涉及的全部信息，进行"以病人为中心"的数字化管理并综合应用。

移动护理信息系统作为数字化医院的重要组成部分，包含了对所有护理活动所涉及的全部信息的数字化采集与综合应用。截至目前，以护理工作为主体的信息系统包含临床移动护理信息系统、消毒供应追溯系统、护理管理信息系统，前两者的应用重点在于护士的临床护理工作，是我们此次重点阐述的内容，后者偏重于各级护理管理者对护理工作的日常管理，有机会将另行介绍。

临床护理信息系统通常会称为移动护理信息系统，是以医院现有 HIS（hospital information systems）为基础，以无线网络为平台，通过条码识别技术、射频识别技术与移动计算所实现的临床移动信息系统。护士工作站移动化，将护士工作站从桌面推向移动应用，采用条码识别技术，实现床边护理。通过在信息系统建立过程中工作流程的不断同步优化、无纸化的实现，以及移动计算能力的提速与信息存取流程的完善，持续维护提高患者安全的过程中也在不断改善着护理工作效率，使得护士工作强度有所减轻。

临床移动护理信息系统应用的范围包括住院、急诊、门诊、手术的全部护理过程。在整体架构的设计上我们往往会遇到移动护理系统、急诊管理系统、监护信息管理系统、消毒供应追溯系统、电子病历系统、手术麻醉管理系统几个系统的关系与归属问题，这一点在顶层设计时如果能够明确，将会使整个护理的信息架构变得清晰明朗，并使得几个系统间的关联互通更加简单而顺畅，利于关键执行环节的无缝连接，同时软件开发也将更加便捷、优化与省时。如果经费与研发团队的条件允许，在住院、急诊、门诊进行设计上的同步思考推进，将大大提高护理信息软件建设的效率。但在系统研发的实际过程中，由于各种原因，信息建设的过程常常不能同步，多数情况下医院会首选开发住院部分，这也符合实际工作的需要。尽管如此，预先将门诊、急诊、住院的护理信息系统看作整个信息系统进行整体设计考虑，依旧是非常重要与必要的。

重症监护系统是集成多系统的互联互通结果，数据采集实时完成，实现趋势分析、智能提醒与风险预警于一体，时常单独于移动护理信息系统之外，但在对比移动护理信息系统与重症监护信息系统中的护理部分后不难发现，对于护士而言，监护系统与普通病区使用的信息系统差别仅仅主要在于护理病历记录的内容与便捷性不同。便捷性方面，监护系统更多地在于通过物联技术自动采集医疗设备中的数据，自动记录于护理记录。而整个医嘱执行环节，包括给药、检验标本采集、护理操作执行等并无差别，重症监护系统护理部分的落脚点是最终形成的护理记录，与普通病区的护理记录均属于护理病历，同样属于电子病历的一部分。在这点上医护双方有交集，很好地体现护理是医疗的重要部分。可以这样来认识，重症监护系统中护理信息部分既是移动护理信息系统的一部分，又是重症监护系统的一部分，是两个系统的交集所在。

急诊的护理信息部分往往会被看作急诊信息系统的一部分而非移动护理部分。急诊就诊过程中护理执行环节确实存在与住院过程不一致之处，比如在医嘱存在形式上，急诊以处方形式存在，这与住院并不相同，正是这样的不同引发出信息核对的流程出现了细微变化，但尽管如此，护士使用移动设备进行医嘱核对、患者身份确认的实质性执行过程的框架并未改变，个别执行环节的略微差异可以在主流软件基础上做出适宜的调整，这样将会比较省时省力。因此，在护理信息建设化的过程中我们渐渐认识到，急诊的护理信息系统仍属于或可以看作移动护理信息系统的一部分，它既属于急诊信息系统，也属于移动护理信息系统，与重症监护中的护理部分相同，即两个系统的交集所在。

门诊的护理信息建设相对简单得多，其重点在各类注射的信息化改变。在考虑这一部分的过程中，建议尽可能早期、同步于急诊系统的研发。由于门诊治疗使用处方医嘱，用药环节的执行更接近于急诊的信息执行流程，条码、腕带的使用可以相互借鉴。随着医疗改革的逐步深入等大环境的影响，门诊输液量将逐步缩减。

手术室的护理信息建设与多个信息系统密不可分，包括与手术麻醉管理系统、医嘱管理系统、消毒供应追溯系统、病理系统、输血系统、移动护理系统等，因此手术室护理信息系统主体框架的位置即与其他系统的关系、是否将手术室单独作为一个独立物理存在的信息单元，是在设计之中需要着重考虑的。

临床护理信息系统不可避免地会与医院多个信息系统形成交集。医嘱管理系统是源头，这是建设护理信息系统的基础；检验系统支持护士完成标本采集；输血系统支持护士完成血制品输注；手术过程中器械的清点依赖于良好的物联，即消毒供应追溯系统等。多系统接口也是信息开发过程中重要的环节结点。

消毒供应追溯系统是利用物联网技术，实现供应室无菌物品包装、灭菌、发放、临床使用、回收、清洗的全程可追溯管理；同时有助于对清洗设备和灭菌设备状态的实时监控管理，有助于对消毒供应物资的库存管理、工作量统计，有助于对手术器械使用的全程管理。

在整体信息系统研发过程中，会遇见千头万绪的设计点，也会遇见管理盲点，重要的是管理者对医院整体制度、护理整体制度的把控，也可借此对制度进行重新梳理与完善，对流程进行再造与优化，部分优化是信息建设过程中无法回避的。因此，护理工作的信息化过程绝不是简单地照搬原有的管理思路与流程内容，而是借助信息化建设过程达到管理的飞跃。信息系统无论如何变化与进步，始终不能脱离患者安全这一核心主题。

2012 年以来，大数据成为全球最青睐的领域之一，无疑也将促进整个医疗行业的信息进步。随着基础数据业务平台的建设趋于完善，护理信息系统通过移动化实现信息的实时性和有效性，与此同时，临床与管理对于数据的二次利用的需求也呈现一个高峰，可提供有效的决策支持与实践。

第二节　设计理念

护理信息系统建设的整个过程始终要秉承患者安全的主题与理念，以安全为主基调，科学、简洁地展开设计与框架搭建。

临床护理信息化的过程，绝不是简单地将现有的工作流程、操作流程输入电脑，而是通过信息建设的过程，使制度与流程变得更加安全、更加合理、更加清晰。经历几年的努力，凭借医院的大力支持，以医院信息化实现美国医疗信息与管理系统学会（HIMSS）6 级、7 级水平为标准，护理将众多管理思路、方法引入自身的信息建设，逐步建成包括身份识别、临床用药、临床输血、标本采集、患者流转、消毒供应等多个应用闭环，无纸化护理执行与记录，智能查询与拦截提醒，同步自动写入等框架结构，逐步引导安全护理与专业深入，方便护士工作的同时，数据被多次利用，工作效率大幅度提高。

安全是始终贯穿于整个护理信息系统软件设计各个环节的理念。

此前提到的身份识别、用药执行、临床输血、标本采集、患者流转、消毒供应等在多个相应闭环的应用就充分体现这一理念，是整个身份识别闭环、用药闭环、用血闭环、检验闭环、检查闭环等其中的一部分。例如，在患者身份识别这个闭环，通过住院处首次核对患者信息与生成发放腕带，到护士在病区使用患者姓名、出生年月日、病案号、性别的多信息核对，并邀请患者方参与首次核对后弹出的提示语，来规范护士首次核对确认患者身份行为，促成了患者积极参与医疗安全的过程，最终形成以住院患者病案号作为唯一身份识别的标识；整个住院期间，护士对医嘱的任何执行过程均由系统进行身份辨识、报错提醒等（图1-2-1），同时患者的去向流转采用了在身份核对后自动写入护理记录的方式，这个身份识别过程不局限于医嘱执行，而是覆盖了住院至出院的诊疗全程，整个识别的闭环设计促使身份核对流程更加清晰、规范与严谨。

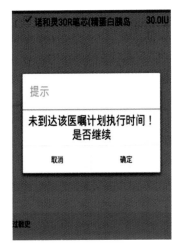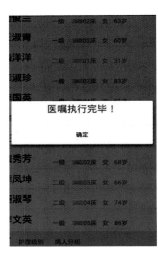

图1-2-1　医嘱执行时间错误、核对结果不匹配、重复执行医嘱的提示

围绕安全的诸多设计细节与经验将在后面的章节中一一展开。

多种管理方法、手段被引入系统建设，以信息系统为介质，渐进迈进科学管理。

标准化作为重要的方法与手段，也是一种获取最佳秩序的科学发展模式，整个护理信息系统设计与建设中都融入了这一思想。通过在系统中的每一个执行步骤的前后制约，将护理技术操作规范借助信息手段固化执行过程，实现护理操作过程的标准化，体现制度与流程的制定、落实、改进过程，规范护理操作行为。借用标本采集环节的无纸化设计对此说明。护士执行环节的核对是重要的工作规范，在没有执行单的条件下我们采用了核对环节制约执行环节的方法，即若未完成医嘱核对是不能扫描腕带进行采集操作的；未核对与已执行的检验医嘱采用不同颜色显示，即引入了色标管理的方法；整个标本检验闭环逐一记录了医嘱开写时间、医嘱开写者、医嘱处理者、医嘱核对者、医嘱执行者、采集开始时间、采集结束时间、标本送检时间、标本送达时间、标本检验时间、检验报告生成时间、检验报告发放时间。这样一来，核对制度被强制执行，规范流程被固化，操作标准化得以实现；同时后台对执行者与执行时间的记录也可展现执行的前后顺序、间隔时间等重要的质量过程。在整个标本检验闭环中与护士直接相关的标本采集闭环经历了快速查找医嘱、核对医嘱的设计困难，从计算机端整体查询、核对的初步设计考虑，过渡到计算机端批量查询核对与移动端选择患者个体核对共存的方法，方便护士快速找到执行项目，减少系统运算压力，这一改进的过程正是 PDCA 循环（戴明环）的实践。

移动护理信息系统的建设我们努力遵循极简的风格，更直接地解决问题。

正如建筑、绘画、写作等领域，好的设计往往是简洁的，简洁是一种很有力量的风格，护理信息系统的建设也不例外。整套护理信息系统设计的过程中，我们努力用明朗的架构、清洁的页面、简单的操作流线协助护士完成临床护理工作。极简风格的设计思路中，包含了对数学思维的应用。复杂问题简单化的解决过程中，不断应用提取公因式与合并同类项，将问题归类，在不断合并、归类的过程中找寻更高一级的规律。例如，我们的护理病历书写，在反复思考与结合临床的过程中，最终引入了症状，以症状为主线引导的评估—计划—措施的结构化护理记录，用 30 项左右的主症状集合与子症状集合涵盖各专科护理的不同、解决不同疾病的观察与护理，按照患者实际问题与不适，任意排列组合主症状与子症状，从而形成无数的观察结果，经过 2 年实践证明适用于综合医院各学科各专业的护理工作。简洁的设计理念还包括致力于减少护士的重复劳动，如医嘱执行与护理记录同步、患者流转与记录同步、交班报告与护理病历同源数据应用，等等。这些设计无疑大大缩短、节省了护士用于书写的时间花费，客观记录护理工作过程的同时实现数据的多次利用，促进信息发挥更大的价值。

信息系统建设不是一蹴而就的，更多的是问题不断出现与不断解决矛盾的过程。不完美的设计更容易在实际工作中由护士发现，挑毛病与找错是信息建设中一个重要的有益经历。逐步减少不合理、不正确的设计，系统建设才能更加完善。

第三节　系统架构

移动护理信息系统的硬件设备可以分为移动信息设备和固定信息设备，前者包括手持无线设备（即掌上电脑，以下简称 PDA）和推车式计算机（常称作移动推车），移动推车可以配有线扫描枪；固定信息设备指固定的台式计算机（以下简称 PC）。

移动护理信息系统的软件开发是我们本次介绍的主体。以时间为线索可以简单分为执行与记录两部分。执行主要是协助护士操作过程，包括身份识别、医嘱执行、智能提醒、智能查询；记录主要是护理病历。普通病区的移动护理信息系统、监护室的监护信息系统、急诊的急诊护理信息系统基本框架相同，同质性的设计将最大限度地方便护士工作，无须因岗位变化而重新进行大量的培训与适应。

移动护理信息系统框架结构（见 P7 图 1-3-1）。

身份识别是整个临床护理信息系统得以实现的基础，住院、急诊、门诊患者均可采用以患者个人信息生成的二维条码识别技术（图 1-3-2）。整个第二章将对此以及各类医嘱的执行过程展开详细介绍。

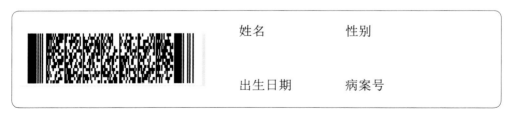

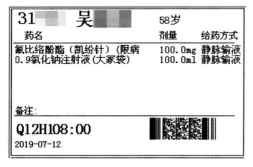

图 1-3-2　腕带、药物标签的二维信息码，检验标本标签的条形信息码

医嘱执行过程是临床护理信息系统重要的内容，包括用药、输血、检验（标本采集）、辅助检查、护理操作的多个执行过程。执行过程嵌入智能查询与提醒（见 P8 图 1-3-3、图 1-3-4），增加患者安全性与护士工作过程的便捷性，最终以《医嘱执行记录》收官，将开放的执行过程闭合形成完整的闭环。

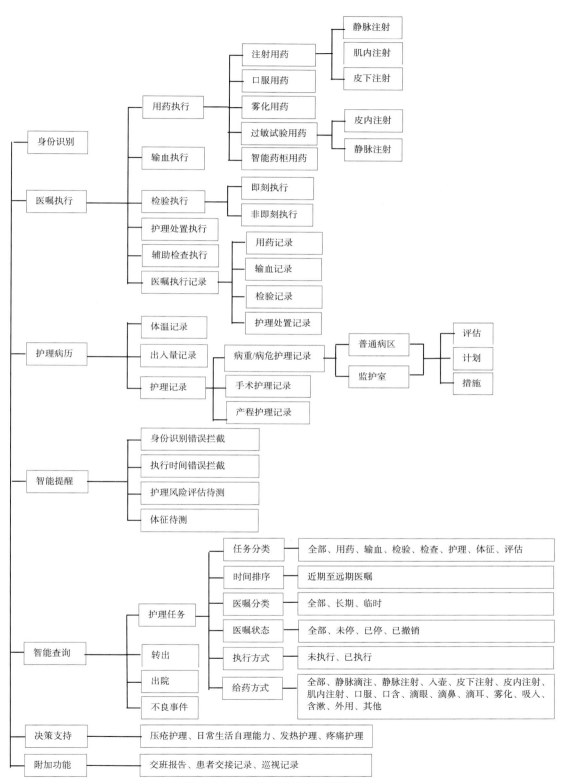

图 1-3-1　移动护理信息系统框架结构

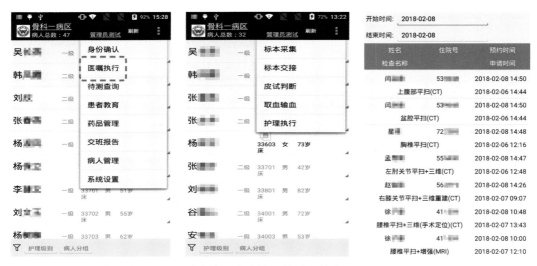

图 1-3-3　医嘱执行过程：PDA 端全病区患者执行菜单、其中医嘱执行的次级菜单与再次级菜单

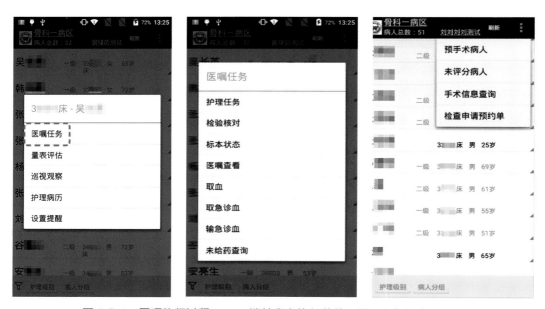

图 1-3-4　医嘱执行过程：PDA 端某患者执行菜单，医嘱任务与次级菜单

　　医嘱执行在系统中有执行明细与医嘱执行记录两种记录。执行明细是执行过程中每一个执行动作留痕的顺序记录，查看路径为登录病区→选择患者→选择医嘱类别（全部、用药类、检验类、检查类、护理类等）→执行明细，用药类医嘱还可选择具体用药方式。医嘱执行记录是护士执行医嘱的汇总记录，仅简洁显示已执行的医嘱、开始执行时间和执行人三项关键性信息，将在第三章进一步介绍。执行明细的内容较医嘱执行记录详尽，包含执行流程的全部节点信息留痕，以给药执行为例，包括摆药、摆药核对、配药、给药开始、给药暂停、给药结束各环节中的执行人与对应执行时间（见 P9 图 1-3-5、图 1-3-6）。

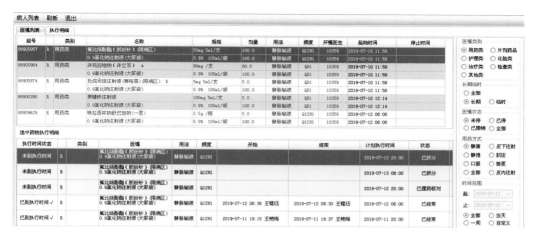

图 1-3-5　医嘱执行明细

医嘱执行记录

姓名：吴▉　　性别：女　年龄：58岁　病区：骨科一病区　　床号：31▉　病案号：77▉

执行日期	执行时间	执行记录	执行护士
2019-07-08	11:21:08	氨酚羟考酮片（泰勒宁）5.0mg 口服	许▉
2019-07-08	11:21:08	甲钴胺片[薄膜衣]（弥可保）B 0.5mg 口服	许▉
2019-07-08	17:03:54	氨酚羟考酮片（泰勒宁）5.0mg 口服	许▉
2019-07-08	17:03:54	甲钴胺片[薄膜衣]（弥可保）B 0.5mg 口服	许▉
2019-07-09	07:44:13	氨酚羟考酮片（泰勒宁）5.0mg 口服	郝▉
2019-07-09	07:44:13	甲钴胺片[薄膜衣]（弥可保）B 0.5mg 口服	郝▉
2019-07-09	07:44:13	缬沙坦胶囊（代文）B 80.0mg 口服	郝▉
2019-07-09	12:27:22	甲氧氯普安针（胃复安针）10.0mg 肌注	胡▉
2019-07-09	14:34:31	托烷司琼注射液（赛格恩）(限病区) B 5.0mg 静脉输液	胡▉
		0.9氯化钠注射液（大家袋）100.0ml 静脉输液	胡▉
2019-07-09	15:45:38	青霉素皮试液 1.0ZI 皮内注射	胡▉
2019-07-10	06:09:01	氨酚羟考酮片（泰勒宁）5.0mg 口服	胡▉
2019-07-10	06:09:01	甲钴胺片[薄膜衣]（弥可保）B 0.5mg 口服	胡▉
2019-07-10	06:09:01	缬沙坦胶囊（代文）B 80.0mg 口服	胡▉
2019-07-10	06:11:00	哌拉西林钠舒巴坦钠（一君）5.0g 静脉输液	胡▉
		0.9氯化钠注射液（大家袋）100.0ml 静脉输液	胡▉
2019-07-10	13:51:09	泮托拉唑钠（泮立苏）A 80.0mg 静脉输液	田▉
		0.9氯化钠注射液（大家袋）100.0ml 静脉输液	田▉
2019-07-10	14:32:13	哌拉西林钠舒巴坦钠（一君）5.0g 静脉输液	陈▉
		0.9氯化钠注射液（大家袋）100.0ml 静脉输液	陈▉
2019-07-10	15:05:15	氟比洛芬酯（凯纷针）(限病区) 100.0mg 静脉输液	田▉
		0.9氯化钠注射液（大家袋）100.0ml 静脉输液	田▉
2019-07-10	15:19:33	甲钴胺针（弥可保）[国产] 0.5mg 肌注	田▉
2019-07-10	15:38:43	托烷司琼注射液（赛格恩）(限病区) B 5.0mg 静脉输液	田▉
		0.9氯化钠注射液（大家袋）100.0ml 静脉输液	田▉
2019-07-10	16:06:33	蔗糖铁注射液 5.0ml 静脉输液	田▉
		0.9氯化钠注射液（大家袋）100.0ml 静脉输液	田▉
2019-07-10	16:52:58	羟乙基淀粉氯化钠（盈源）(限病区) A 500.0ml 静脉输液	田▉

图 1-3-6　医嘱执行记录

　　电子病历是医疗信息化发展的重要发展方向。护理病历是临床对患者护理过程的真实记录，正在逐步迈向信息化。围绕医疗质量与安全的主旋律，开发建成以患者诊疗路径为线索，以症状观察为主线，集评估—计划—措施于一体的结构化护理记录，量表评估作为特殊的评估被单独设立，结合体温记录、出入量记录（见 P10 图 1-3-7），借助移动护理、实验室系统、输血系统、消毒供应追溯系统等多个临床信息系统的信息互通，形成完整的结构化护理病历，普通病区、监护室、产房、手术室全景展示临床护理工作，症状引导的结构化护理病历同时融合了多个智能提醒与同步写入功能，是系统设计的特色。

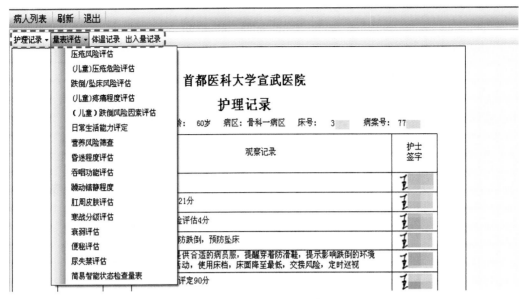

图 1-3-7 选择患者后出现护理病历主体框架

同时，系统多处应用色标管理的方法以及逐渐完善的智能查询功能（图 1-3-8），为深入数据挖掘与临床科学决策提供数据源。

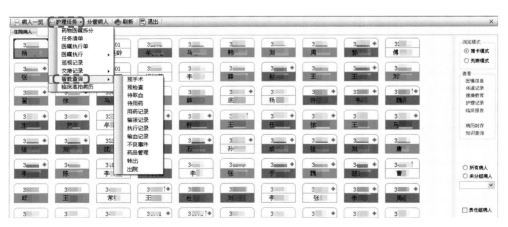

图 1-3-8 患者标签的不同颜色代表不同护理级别；护理任务中智能查询功能

临床护理信息系统实际上是一个由执行－记录组成的完整护理工作过程及完整闭环管理，这一点消毒供应追溯系统的研发与建设同样适用。

围绕患者为主线索，护士、医师各自使用的不同系统是互联互通的。体现在移动护理信息系统中 PC 端可以直接查阅医嘱信息、临床报告、电子病历查阅功能分布在病区切换、患者选择、体征录入、护理记录、量表评估、出入量等各个操作界面；而电子病历可直接查阅护理病历的所有内容，包括体温记录和护理记录，还可以接收到多种护理风险评估结果，医嘱管理系统可接受移动护理信息系统中的药物过敏试验结果，等等。

智能提醒与查询贯穿于执行医嘱的全过程，智能提醒重在提示身份识别与核对、提示识别结果不一致、提示出现异常数据的录入，查询包含在院患者的各类需护士执行的医嘱和发生的不良事件，用以减低安全风险。

决策支持是逐步推进的。临床护理过程的决策支持，通过对护理行为的分析，预先设计好不同护理评估结果对应的护理计划与措施，形成程序语言。实际应用时，护士完成护理评估，系统同步形成护理计划和护理措施。目前设计完成的有压疮护理、日常生活自理能力障碍护理、发热护理、疼痛护理（图1-3-9）。临床护理过程的决策支持从长远的发展来看也是一把双刃剑，方便护士工作是有利的一面，导致护士主动思考能力的减弱是不利的一方面。

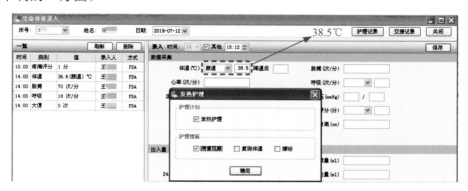

图 1-3-9　体温＞ 37.2℃，自动弹出发热护理提示

消毒供应追溯系统是利用物联网技术，实现供应室无菌物品全程可追溯管理。落实国家 WS310.1 － 2016《医院消毒供应中心　第 1 部分：管理规范》、WS310.2 － 2016《医院消毒供应中心　第 2 部分：清洗消毒灭菌技术操作规范》、WS310.3 － 2016《医院消毒供应中心　第 3 部分：清洗消毒及灭菌效果检测标准》的行业标准及规范。

消毒供应追溯系统框架，见图1-3-10。

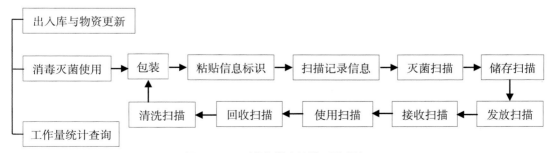

图 1-3-10　消毒供应追溯系统框架

第四节　权限管理

临床移动护理信息系统的权限管理同样体现在患者安全的方面。权限管理的推进意在保护患者隐私。隐私保护也是大数据应用的未来挑战和趋势之一。

患者的隐私权是指患者拥有保护自身的隐私部位、病史、身体缺陷、特殊经历、遭遇等隐私，不受任何形式的外来侵犯的权利。患者隐私会一定程度地记载于病历，医务人员只能为诊疗护理需要进行相关信息交流。尊重和维护患者隐私权是医务工作者应尽的义务。在这方面，美国的个人隐私保护法律体系是全世界最健全的，早在 1996 年的 HIPAA 法案（Health Insurance Portability and Accountability Act）已包含保护个人医学记录的隐私。

权限管理是可以通过权限设置在一定程度上对患者隐私进行保护，包括不同信息系统间的权限设置，也包括同一个信息系统中的权限设置。

不同信息系统间的权限设置围绕各自的执行动作展开。如检验闭环中医师在临床检验系统开医嘱，护士只能处理查看检验医嘱；护士在临床移动系统中采集检验标本；检验技术人员在临床检验系统中完成检验与报告。再如医师与护士记录各自的相关病历，就对方病历仅开放浏览功能。

临床移动护理信息系统的权限设置主要按照护士的不同工作地点（或称作护理单元）、职务进行划分，职务不同权限设置将有所变化（图 1-4-1 ～图 1-4-3）。

权限管理与维护的工作由职能部门整体统一进行，基础的维护由人事部门完成，是以有无"护士执业证书"为标准给出临床移动护理系统权限。每名护士的权限由本人提交申请、科室批准、护理部备案、信息部门权限开放几个步骤完成。临床移动护理信息系统护士权限见表 1-4-1。护士长在护士权限的基础上，增加了修改护理记录的权限。

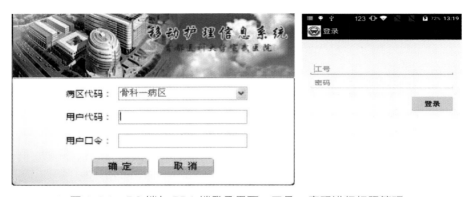

图 1-4-1　PC 端与 PDA 端登录界面：工号 + 密码进行权限管理

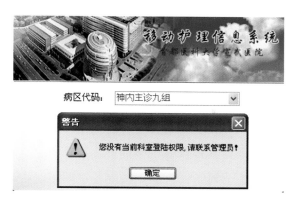

图 1-4-2　无权限登录提示

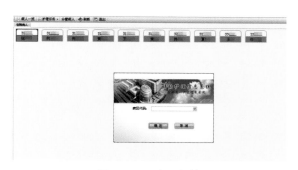

图 1-4-3　病区切换

表 1-4-1　临床移动护理信息系统护士权限

移动护理系统护士权限	电子病历护士权限
执行医嘱 书写本病区所有未出院患者护理记录	浏览本病区患者电子病历

　　系统中部分功能自行维护的权限也属于权限管理的一部分，可依据具体情况而定。目前进入系统后的首页有项目配置模块，仅对护士长开放了护理会诊人员资质维护与体温记录自定义项维护（图 1-4-4）。

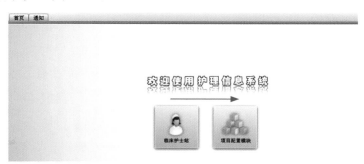

图 1-4-4　系统首页的项目配置模块为护士长开放一定的维护权限

权限管理中还有一个非常重要的部分是通过电子签章实现的。

电子商务认证授权机构（Certificate Authority，CA），也称电子商务认证中心，是负责发放和管理数字证书的权威机构，并作为电子商务交易中受信任的第三方，承担公钥体系中公钥的合法性检验的责任。经过 CA 认证的电子签章完全具备了法律意义，等同于手工签字。护士电子签章的使用是迟早要上线的，进度有赖于医院的具体情况。CA 认证的过程并不复杂，需要采集具有执业资格的护士手工签字与身份证号码信息，经过有资质的电子商务认证中心统一制作、认证，医院备案即可。

在整个移动护理信息系统中护士电子签章使用位点以国家有关病历书写规范、管理文件作为依据，设计时所有位点最好一并考虑。CA 认证完成，每位护士将持有本人的电子签章，目前的载体外观等同于 U 盘，使用时连接电脑或移动设备，输入个人账号密码即可。护士签章的上线使用是权限管理的进步。

消毒供应追溯系统也涉及权限问题。大体分为供应中心护士权限与临床护士的权限两部分，以护士在消毒供应链中执行的工作环节而制定（表 1-4-2），护士长权限的升级主要体现在物资管理与数据统计。

表 1-4-2　消毒供应追溯系统护士权限

供应中心护士权限	临床护士权限
无消毒灭菌使用中的病区接收、使用权限	仅有消毒灭菌使用中的病区接收、使用权限

第五节　无纸化

无纸化是信息化和电子化发展的高级阶段，是推进医疗信息化进程的一种方法，也是医院综合实力与医疗信息化建设水平的体现。

在 HIMSS 对医院临床信息系统的发展评价中，7 级是最高级别，"无纸化护理"也是绕不过去的步骤。无纸化的出发点不是省纸，正如全宇等在《基于医院信息平台的医疗过程无纸化的实现》中阐述的无纸化的表层体现是无纸，其根本是需要每一个流程的完善和优化。"无纸化"护理以患者安全为核心促进质量更加安全，流程更加优化是根本。

无纸化是一个循序渐进、持续发展的过程，也是在认识上的改变、技术上的进步，包含执行与书写的护理全过程，同时也是数据再次利用的很好诠释。

整合与利用医嘱执行过程中多个信息系统产生的数据，全面取消纸质执行单，在护士给药、输血、标本采集、护理等项目执行过程可以通过色标管理、通过核对制约执行的关键设计完成床旁患者身份确认、核对、执行，为护士提供准确、便捷、高效的护理过程。同时以系统产生的数据为基础，实现重要护理执行过程同步写入体温记录、病重（病危）护理记录；实现护理评估—计划—措施的高级决策支持；实现交班报告、患者交接记录的"零手工书写"等。多样化的设计与措施促进护士回归患者身边、增加陪伴与直接护理时间，提升护理工作效率与质量同质化。

一、无纸化护理的范围

无纸化护理包括医嘱执行与护士记录两部分内容。前者通常包括标本采集、给药执行、取血输血、治疗护理所涵盖的各个具体执行项目，而且还包括各个项目各自执行中的医嘱核对、操作前核对、操作中核对、操作后核对等关键环节；后者一般包括书写护理病历与病案归档。

临床护理信息系统既然是整个医疗信息系统中的一部分，那么无纸化护理中的各个项目同样是各自闭环系统中的一部分，标本采集属于整个检验闭环、给药执行属于整个药品管理闭环、取血输血属于整个输血闭环等，由于各个闭环中另外的内容不属于护理工作，于此我们就不再介绍。

无纸化护理除上述两部分"必答题"外，我们额外主动做了三道"附加题"：交班报告、患者交接记录与巡视记录，三者均不属于国家相关规定的病历范围。各级各类医院均有纸质交班报告，但后两者却按照各自医院的管理要求而设立，尽管两者存在的必要性仍是值得探讨的话题，特别是巡视记录。

总之，护理无纸化是整个无纸化的一部分。

二、无纸化的开发顺序

开发顺序没有绝对的先后。

选择简单项目至复杂项目的开发顺序，优点是简单项目容易让我们捋清此项目无纸化的设计路径，为复杂项目的推进奠定基础；反之，选择由复杂至简单项目的开发顺序，优点是复杂项目无纸化的设计路径一旦确立，其他路径的解决则迎刃而解。不论何种顺序，起决定作用的始终首先是护理自身思考形成的项目总体要求加之研发团队的辅助，而研发团队的实力也是不可忽略的力量。

虽然我们将护理无纸化的内容范围分为执行与记录两部分，但建议这两部分可不分先后同步进行。选择任意一个项目进行无纸化切入都是正确的选择，因为任何项目的无纸化建设都是有益的尝试，都是开启最终实现全面无纸化的第一步。

三、开发的经历与体会

执行过程的无纸化我们是从检验开始的，从纸质检验化验单直接过渡到无纸化，中间没有经历很多医院的打印检验执行单的阶段，这个流程优化是一步到位，因为执行单的存在意味着无纸化并未真正实现。

用药执行的无纸化较之标本采集而言更具有挑战，因为检验标本的采集一次性完成，属于临时医嘱，而给药执行则临时医嘱与长期医嘱混合，执行频次多种多样，信息系统判断与医嘱展现的难度随之大大增加，情况要复杂得多。输血系统也属于临时医嘱，相对也较之给药执行过程简单。

记录过程无纸化中，体温记录往往是最先实现的，各家医院一般均如此。之后我们是做好了症状引导下的结构化护理记录，护理记录之难在于我们一直在寻找什么样的方式最能简洁地突显护士照护患者的专业内涵，并在此基础上可以叠加很多执行过程的同步写入。因此在护理记录"形象容貌"代表的内涵上我们多下了些功夫，也有过上线后推倒重来的经历，但这样的经历是有意义的。

不同项目的无纸化护理将在后续每个章节中详细讲述和展现它的实现过程。

四、数据的多次利用

以医嘱管理系统中的医嘱数据为源头，首先生成给药、检验、检查、护理、体征测量等各类护理执行单，在 PDA 上点击查询并执行。再以移动护理系统执行过程产生的数据为下一级数据源头，同步生成护理病历中对应的记录内容。同时以护理病历，HIS、PICSS 等系统的数据为源头，再利用后生成交班报告、患者交接记录、巡视记录，数据被多次应用（见 P17 图 1-5-1）。

这里，数据被多次利用、多次整合，最大化体现数据价值。不同结果的数据来源一致时，我们称其为"数据同源"或"同源数据"，"源"既是医嘱管理系统的数据，又有护理病历的数据，还有其他系统的数据。

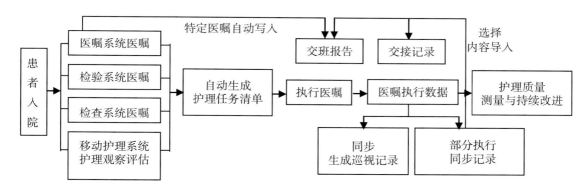

图 1-5-1　数据的多次应用

　　同源数据支撑下的护理全过程无纸化研发与实践为护士提供同质化、高效便捷的工作路径。保障了护理执行过程中的患者身份确认与医嘱核对；减少了护士不必要的重复书写；实现了数据在任何情况下来源唯一、内容同质、方便高效。正如赵刚在《大数据技术与应用实践指南》中阐述的大数据的价值与它所传播和共享的范围有关，适用范围越广，信息的价值就越大。

　　下面介绍巡视记录，其他相关内容将在后续的对应章节中呈现。进行护理操作的同时，巡视记录是同步生成的，前期做了两个工作。

1. 医嘱执行与对应短语的对照关系

　　护士为患者输液时进行了腕带与药物标签的扫描，在输液过程进行病情观察和交流，系统以扫描痕迹为标记，同时生成"静脉给药、病情观察、交流教育"的对应短语，同步记录在巡视记录中。不同医嘱执行类别对应的记录内容，见表 1-5-1。

表 1-5-1　不同医嘱执行类别对应的记录内容

执行类别	对应形成固定短语
输液类医嘱	静脉给药、病情观察、交流教育
注射类医嘱	注射给药、病情观察、交流教育
口服类医嘱	口服给药、病情观察、交流教育
输血类医嘱	输血、病情观察、交流教育
检验类医嘱	标本采集、病情观察、交流教育
护理治疗类医嘱	其他医嘱执行、病情观察、交流教育
健康教育	教育指导

2. 设立勾选语句

　　"患者休息""沟通交流""教育指导"三个选项的设立可勾选，用来补充表 1-5-1 以外的护士巡视内容与目的，形成最终的巡视记录并可选择时间查询（图 1-5-2）。

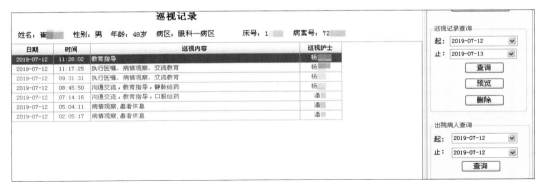

图 1-5-2 巡视记录

第二章　执行过程的闭环管理

第一节　身份识别的闭环管理

一、流程图

身份识别的闭环管理流程，见 P20 图 2-1-1。

二、实施路径

（一）住院患者

1．腕带生成与佩戴

患者方填写住院信息→住院处人员在系统中录入或查找既往信息→逐一核对信息内容→所有身份信息（如姓名书写、出生日期、年龄、手机号码等）吻合→生成含有患者身份信息的二维码腕带→打印腕带→腕带与住院资料交予患者方。

腕带生成时的核对至关重要，这是患者身份识别的源头，一旦出现错误将影响患者住院全程的相关环节与患者安全，以及费用报销，继而还将涉及影响后续再次住院医疗与报销过程。当患者填写住院信息中的任一项与系统信息存在出入时，必须将错误项修改正确才可生成腕带。正确的腕带有赖于信息系统的完善，也有赖于患者方的积极参与。

患者到达病区→护士询问患者身份信息→请患者方自行阅读腕带核对确认身份信息→佩戴腕带→登录 PDA →菜单→身份确认→入病区→扫描腕带→屏幕出现患者参与身份确认的提示语→确认→系统自动记录入病区时间（见 P21 图 2-1-2）。

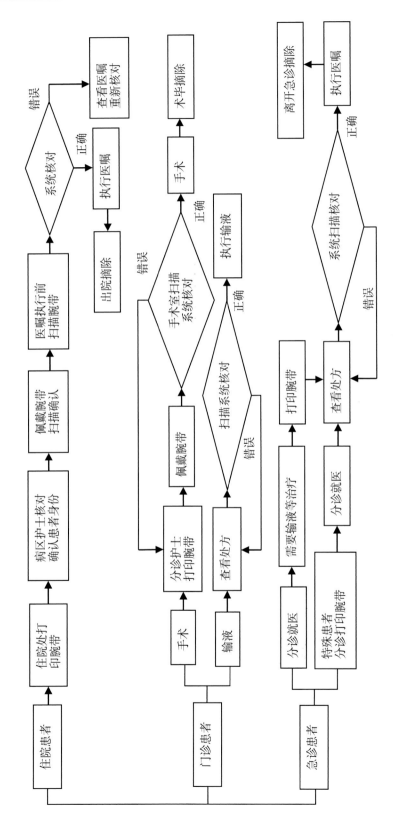

图 2-1-1 身份识别的闭环管理流程

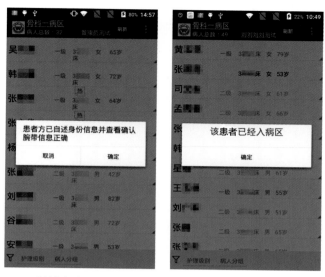

图 2-1-2　PDA 端请患者参与其身份确认的提示，重复入病区扫描腕带时的提示

2. 诊疗过程的应用

给药执行、输血过程、标本采集、手术、介入、检查等各个环节均会使用腕带进行患者身份确认与医嘱核对。通过腕带上的二维码与各医疗业务系统依据医嘱生成的二维码或条码进行核对，两者匹配一致，进入下一环节的执行（见 P22 图 2-1-3、图 2-1-4）。

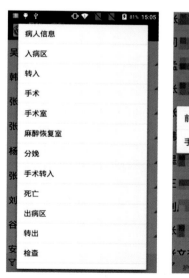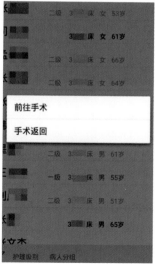

图 2-1-3　以 PDA 端"前往手术"为例选择去向

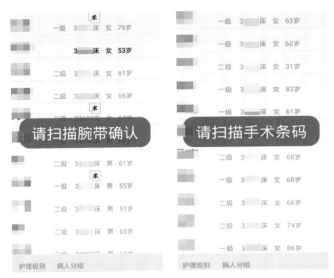

图 2-1-4　前往手术时提示扫描腕带与手术条码进行身份确认完成核对

3. 腕带摘除与销毁

出院或死亡是腕带摘除的时间标识。出院医嘱开出后，在患者即将离开之际，系统中选择患者→点击出病区→扫描腕带→摘除腕带→医嘱管理系统点击患者出院。护理记录以扫描腕带时间自动记录"离开病区出院"。腕带摘除后务必销毁腕带上的患者信息，之后置于医疗垃圾。

扫描腕带早于点击出院的原因是如果先行在医嘱管理系统点击出院，从这一刻起患者已出院，住院系统中不再有其信息，腕带随即失去任何功能无法使用，故扫描腕带仅代表离开病区即将出院，这与入院时先在住院处办理入院，后来到病区扫描腕带代表到达病区一致，到达病区与离开病区对应，住院处入院时间与出院时间对应。住院时间以办理出入出院手续的时间为准。

（二）急诊患者

1. 腕带生成与佩戴

急诊患者腕带生成的地点选择在急诊而非住院处。这里需要考虑到急诊患者中使用腕带的人群范围，住院患者是全部佩戴腕带的，但急诊患者是否一致呢？一部分急诊患者就诊后取药离开，需要护士执行的医嘱并未产生，护士与患者也未曾谋面，腕带对于这部分患者是没有使用必要的。依据患者安全目标与《三级综合医院评审标准（2011年版）》相关要求，以及临床实际工作情况，我们在急诊患者中腕带的使用范围如下。

（1）无名氏 / 意识障碍 / 语言障碍 / 抢救等患者就诊→分诊打印腕带（见 P23 图 2-1-5）

→请患者方阅读腕带自行核对确认身份信息→佩戴腕带→就医→治疗前核对扫描腕带→医嘱执行或无关医嘱执行→离开急诊 / 死亡 / 住院摘除腕带。

图 2-1-5　以"无名氏"为例的急诊患者腕带

（2）上述之外患者就诊→分诊→就医→接收输液等治疗处方→打印腕带→请患者方阅读腕带自行核对确认身份信息→佩戴腕带→医嘱执行前核对扫描腕带→离开急诊 / 死亡 / 住院摘除腕带。

2. 诊疗过程的应用

给药执行、输血过程、标本采集的各个环节均会使用腕带，以进行患者身份确认与医嘱核对。通过腕带上的二维码与系统依据急诊医嘱生成的二维码或条码进行核对，匹配一致，进入下一环节的执行。急诊医嘱以处方形式呈现，这与住院医嘱在展现形式上略有不同，但本质并无区别。

3. 腕带摘除与销毁

（1）急诊抢救患者离开急诊 / 死亡 / 住院

选择患者→点击离开急诊 / 死亡 / 住院（图 2-1-6）→扫描腕带记录出急诊时间→摘除腕带→销毁→投入医疗垃圾。

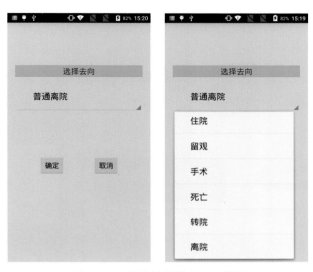

图 2-1-6　急诊抢救患者去向选择

（2）急诊非抢救患者治疗完毕即可摘除腕带并销毁信息投入医疗垃圾。

（三）门诊患者

1. 腕带生成与佩戴

目前门诊患者的腕带使用仅限于门诊患者中的手术患者，其余未纳入使用范围。腕带的生成、打印、佩戴放在了与手术相关的各个门诊单元分诊台。

门诊手术患者分诊台报道→护士登录手术麻醉系统→查看手术信息→打印腕带→核对电脑显示的手术信息与腕带信息→请患者方自行阅读腕带信息核对确认→佩戴腕带→送患者前往手术室→手术室护士扫描腕带完成入室核对→手术→离开手术室前摘除腕带。

2. 诊疗过程应用

患者到达手术室→在手术间扫描腕带入室核对→三方核对，手术开始→手术结束，三方核对→扫描腕带离开手术间→出手术室。

门诊手术患者进出手术间使用腕带进行身份确认与核对。通过腕带上的二维码与手术麻醉系统中手术二维码进行核对，两者匹配一致，进入手术的执行。

3. 腕带摘除销毁

手术完毕离开手术间前即可摘除腕带并销毁信息投入医疗垃圾。

三、智能提醒

身份识别的功能是移动护理信息系统的关键特点与优势，无论是住院患者、急诊患者、门诊手术患者，在完整护理过程的任意核对环节出现身份识别错误，均会有文字及声音的拦截提醒（图 2-1-7）。

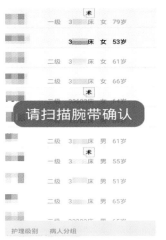
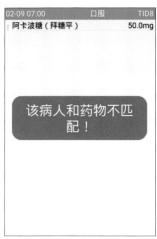
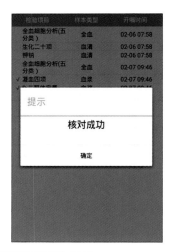

图 2-1-7　用药／手术／标本采集等各环节的扫描腕带核对的提示

四、难点与经验分享

1. 住院患者电子腕带的生成

【难点与经验】

身份识别是移动护理信息系统得以正常运行的核心与基础，无论是后期的用药、药物过敏试验、检验标本采集等各个闭环系统的实现，还是护理病历，都离不开患者身份识别这一前提。而身份识别的基础是患者唯一身份索引，身份证号码、病案号、诊疗卡号都是很好的选择。患者唯一身份信息是以二维码的形式呈现于腕带的。

【解决与分享】

（1）腕带生成地点的选择

住院处是接触住院患者的第一个部门。此时患者信息的准确性直接影响后续所有的医疗护理过程，要特别注意区别同名或同字不同等容易混淆的患者信息。因此，流程设计为住院处只打印而不佩戴腕带，建立患者进入病区由不同人员再次核对的工作流程。新生儿腕带的生成地点与成人不同，具有特殊性，将在"新生儿腕带的生成与佩戴"中讲述。

（2）腕带内容的确定

腕带内容包括了二维码，患者姓名、出生日期、性别、病案号。在腕带有限的书写空间，必须选择更具身份识别价值的内容。采用出生日期而放弃"年龄"的原因便是如此，两者相比出生日期的准确性必定高于年龄。

2. 新生儿腕带的生成与佩戴

【难点与经验】

新生儿作为一个特殊群体，腕带的生成与佩戴地点与成人有所不同。新生儿诞生途径包括自然分娩与剖宫产两种情况，无论何种途径，均尽量遵循出生地点与腕带生成地点一致、遵循第一时间佩戴的原则，以减少多次交接增加的风险。

【解决与分享】

（1）自然分娩

新生儿若自然娩出，产房内直接生成并打印腕带，护士在产床旁与产妇确认新生儿性别与腕带信息（病案号同产妇）正确，完成第一时间佩戴。

（2）剖宫产

新生儿经剖宫产娩出，手术间内直接生成并打印腕带。护士手术台旁与产妇确认新生儿性别与腕带信息（病案号同产妇）正确，完成第一时间佩戴。

需要特别指出的是剖宫产诞生的新生儿，腕带生成及打印地点经历了"在手术间佩戴手写腕带→抱回产房→打印并更换电子腕带"这一阶段，此过程存在多个交接环节，而交接次数越多安全隐患就越大。最终决定在手术室安装软件与打印机，取消手术间手写腕带，改为第一时间在手术间生成与佩戴，保障新生儿安全。

3. 急诊患者腕带打印时机的选择

【难点与经验】

急诊患者腕带使用有两个环节设置：分诊与给药等执行前，之所以不是一个节点，与急诊的工作特点有关。

【解决与分享】

（1）分诊环节打印，解决无名氏、意识障碍、语言障碍、抢救等特殊患者诊疗前身份识别。

（2）执行操作前环节打印，既省去仅就诊无治疗时的不必要打印，又满足治疗患者的识别需要。

4. 信息固化流程促进患者参与医疗安全

【难点与经验】

国际与国内患者安全管理过程中，无一例外都在鼓励患者参与医疗安全。通过软件设计可以帮助我们建立这样的工作流程。

【解决与分享】

（1）提示语言内容的设计

软件设计中增加了"患者方已自述身份信息并查看确认腕带信息正确"的语言提示。有两方面好处：一是提醒护士在执行患者入院身份识别流程时不要忘记邀请患者的参与，二是切实落实患者参与自身安全的具体措施与方法之一而非仅停留在理念上。

（2）提示语言出现的时机

佩戴腕带扫描后，系统即弹出"患者方已自述身份信息并查看确认腕带信息正确"，经确认后，患者到达病区的时间才被记录，整个入院身份识别才真正完成。

5. 身份识别制约护理执行

【难点与经验】

身份识别制约护理操作贯穿于患者整个护理过程中，重点通过 3 个方面增加患者安全。

【解决与分享】

（1）入院身份识别未完成无法执行后续护理操作

患者入院的腕带扫描和确认患者方已参与身份识别两个动作均完成后，护士才能够在移动护理系统中进行任何护理操作，否则会触发系统弹出"患者不属于病区，请确认"的提醒拦截，用以规范临床对患者入院身份识别的行为。新入院抢救的患者不受此功能限制，直接按照抢救的相关要求复诵医嘱、核对与执行。

（2）每次护理操作前未完成身份识别无法完成当次操作

任意一次给药、输血、标本采集、辅助检查的执行，都受到患者身份识别的限制。只有系统经核对，确认某一时刻的患者身份正是此医嘱所指的患者，身份匹配相符，才能进行后续一系列的系统操作，以此提高患者安全，具体执行细节将在后续几个闭环管理中陆续介绍。同样，抢救患者将不受此功能限制。

（3）手术患者未完成身份识别无法进行手术

我们常把手术患者分为门诊、急诊、住院患者三类。通过识别电子腕带的门诊手术患者身份识别已在本节执行过程中介绍，而实际上这三类手术患者核对、识别患者身份的方法思路是一致的，均采用了手术申请与腕带两个身份信息的载体，分别扫描载体上各自的二维码，二维码信息吻合即通过信息识别，可进行后续工作，否则手术将不能继续。这一功能同样适用并应用在介入检查治疗过程。

6. 全方位身份识别的综合闭环管理

【难点与经验】

身份识别的闭环管理不仅包含前面提到的各种情况，还包括急诊、门诊、手术室、住院的衔接。患者身份识别的闭环是以患者诊疗过程为索引的，不局限在某个护理单元的闭环管理。

【解决与分享】

（1）病区、科室间患者转入、转出时需要进行身份识别。

（2）前往手术、手术回到病区需要进行身份识别。

（3）前往检查、检查返回病区需要进行身份识别。

（4）急诊抢救的患者可记录当次住院或手术，实现信息的连贯。

除急诊抢救患者去向外的记录，上述各种事件中身份识别成功后将会以固定语言同步记录于护理记录，这一内容将在本章第六节与第三章第五节中详细描述。

7. 门诊输液患者身份识别

【难点与经验】

门诊输液患者的身份识别可能涉及门诊输液、发热门诊输液、儿科门诊几个部分。近年来越来越多的医院取消了成人门诊输液，发热门诊、儿科门诊在保留输液功能的情况下或早或晚会遇见输液的信息化。

【解决与分享】

护士收取门诊患者处方与药品→生成打印药物标签及患者身份标识→请患者方阅读标识自行核对确认身份标识上的信息→身份标识交予患者→扫描药物标签完成摆药→另一名护士核对配药→粘贴药物标签→到达患者身旁→扫描患者持有的身份标识与药品上的药物标签及→信息一致→执行用药→扫描药物标签结束输注。

第二节　给药执行的闭环管理

一、流程图

给药执行的闭环管理流程见 P29 图 2-2-1。

二、实施路径

（一）各种途径的给药执行

1. 药品接收

用药医嘱护士接收并处理→用药信息发送至药房→单剂量摆药→药车交予运送人员→药品送回病区→药品在病区批量接收（图 2-2-2、P30 图 2-2-3）。

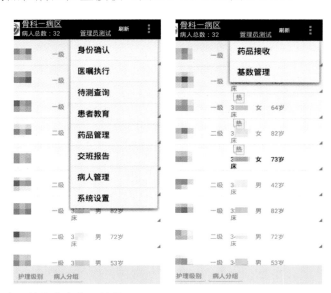

图 2-2-2　病区接收药房发回的药品，PDA 端使用"药品管理"中"药品接收"功能

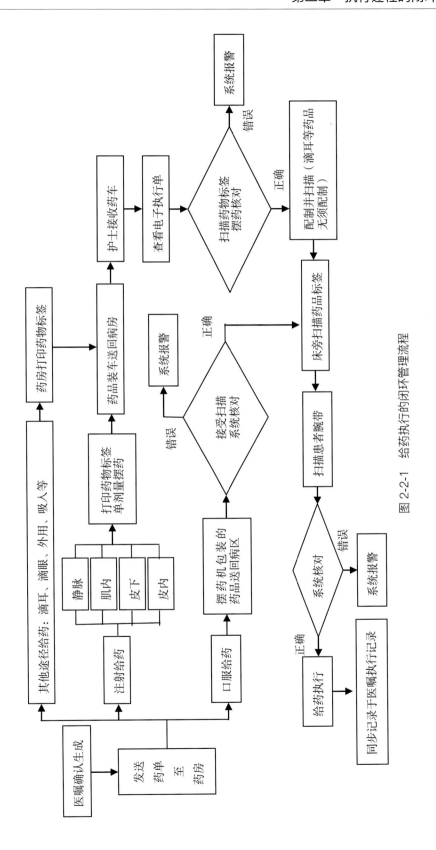

图 2-2-1　给药执行的闭环管理流程

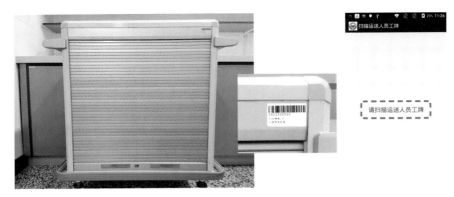

图 2-2-3　药房发出药品、病区接收两个节点分别扫描药车条码与运送人员

2．药液配制

（1）病区自行配制

PDA 端查看某患者用药医嘱→扫描药物标签摆药核对→常规用药前检查药品→半贴药物标签→药液配制→完全粘贴药物标签于配制完成的药品→扫描药物标签（口服、滴耳、滴眼、外用、吸入等无须护士配制的药物配制步骤省略）（图 2-2-4 ～图 2-2-9P30 － 31）。

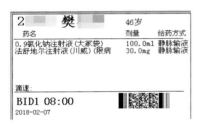
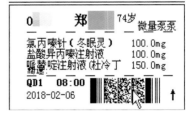

图 2-2-4　静脉注药标签示例

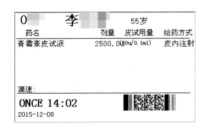

图 2-2-5　皮内注射药物标签示例

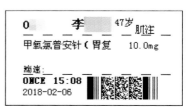

图 2-2-6　皮下注射、肌内注射药物标签示例

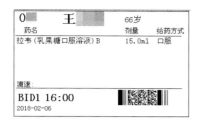
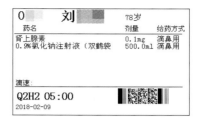
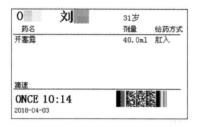
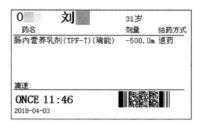

图 2-2-7 口服给药、其他方式给药、退药标签示例

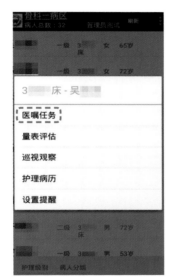
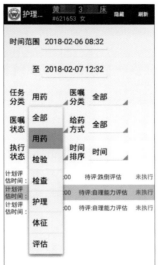

图 2-2-8 PDA 端查某患者用药医嘱

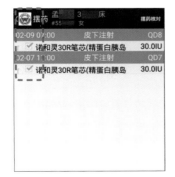
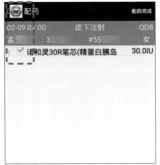

图 2-2-9 PDA 端配药前核对与配制，均用"√"显示

（2）药房集中配制

发送至药房的用药信息会依据医嘱内容的不同到达药房中不同的单元，包括西药房、中药房、配制中心。目前细胞毒类、全胃肠外营养（total parenteral nutrition，TPN）类等已实现所有住院患者用药的集中配制，药物标签有特殊标记（图2-2-10）。直接在中心配制完成后发回病区，病区只需要批量接收，护士无须再行配制。随着各方面条件不断改善，全部药品的集中配制在很多医院已经实现，方便护士直接给药执行于患者。

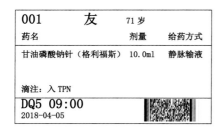
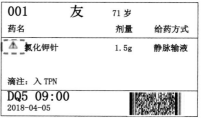

图 2-2-10　高危药品标识的特殊标记

3. 用药执行

床旁扫描药物标签→扫描腕带→系统核对→患者与医嘱相符→提示核对成功→点击"给药开始"→实际给药完成→扫描药物标签→点击"结束给药"提示给药成功（图2-2-11、图2-2-12P33）。

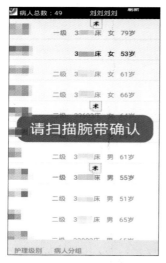
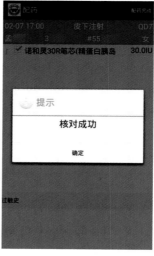

图 2-2-11　床旁扫描药物标签与患者腕带进行核对

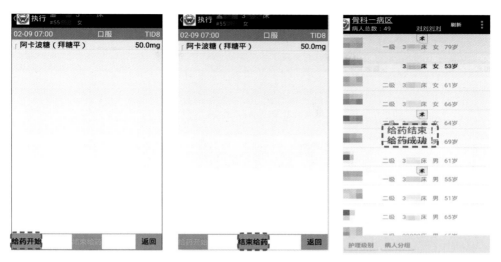

图 2-2-12　口服给药为例给药开始 – 结束

如果给药开始后因某些情况不能直接或不能顺利完成给药，需选择"暂停给药"或"结束给药"，并勾选不能给药完成的原因，便于后期工作流程的优化而尽力减少不必要的给药中断（图 2-2-13）；中断后的药物继续使用，必须重新扫描药物标签与患者腕带进行再次的核对，这一步在对预防给药过程中断引发的有关药物不良是有帮助的。

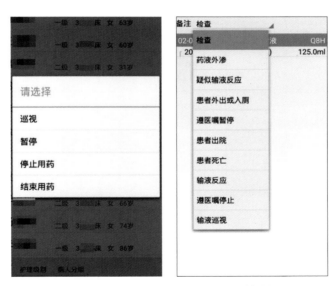

图 2-2-13　不能顺利完成给药时的处理并选择原因

4. 执行记录

护士的给药执行记录在移动护理信息系统中多处有所体现，包括执行过程的每一次用药、每一个信息动作的痕迹可以实时在 PC 端查看（P34 图 2-2-14），也包括医嘱执行记录、ICU 危重护理记录中给药执行的同步记录，见第三章第五节、第六节相关内容。

组号	类别	名称	规格	剂量	用法	频度	开嘱医生	起始时间	停止时间
88924091	R 用药类	10%葡萄糖注射液（大家塑料瓶）	10% 500ml/瓶	500.0	静脉输液	QD5	10193	2019-07-11 07:11	
		氯化钾针	1.5g 10ml/支	1.5	静脉输液	QD5	10193	2019-07-11 07:11	
88924093	R 用药类	10%葡萄糖注射液（大家塑料瓶）	10% 500ml/瓶	500.0	静脉输液	QD5	10193	2019-07-11 07:12	
		氯化钾针	1.5g 10ml/支	1.5	静脉输液	QD5	10193	2019-07-11 07:12	
88924095	R 用药类	10%葡萄糖注射液（大家塑料瓶）	10% 500ml/瓶	500.0	静脉输液	QD5	10193	2019-07-11 07:12	
		氯化钾针	1.5g 10ml/支	1.5	静脉输液	QD5	10193	2019-07-11 07:12	
88924097	R 用药类	复方氨基酸18AA-VII（绿支安）	20.65g 250ml/瓶	400.0	静脉输液	QD5	10193	2019-07-11 07:12	
		丙氨酰谷氨酰胺注射液（力太）	20g 100ml/瓶	20.0	静脉输液	QD5	10193	2019-07-11 07:12	
88962305	R 用药类	10%浓10%NaCl	10% 10ml/瓶	60.0	静脉输液	QD5	11171	2019-07-12 08:59	
88962352	R 用药类	甘油磷酸钠针（格列福斯）	2.16g 10ml/支	10.0	静脉输液	QD5	11171	2019-07-12 08:59	

选中药物执行明细

执行时间状态	类别	医嘱	用法	频度	开始	结束	计划执行时间	状态
未到执行时间	R	10%葡萄糖注射液（大家塑料瓶）氯化钾针	静脉输液	QD5			2019-07-13 09:00	已摆药核对
已到执行时间		10%葡萄糖注射液（大家塑料瓶）氯化钾针	静脉输液	QD5			2019-07-12 09:00	已拆分
已到执行时间 √	R	10%葡萄糖注射液（大家塑料瓶）氯化钾针	静脉输液	QD5	2019-07-11 15:01 王娟	2019-07-11 22:34 刘爽	2019-07-11 09:00	已结束

图 2-2-14　PC 端查询所有用药的执行痕迹明细

5. 出院带药

出院带药可以看作是一种特殊的给药执行，接收到药房送达的药品后直接发放患者，每位患者的出院带药被打在一个密封塑料袋中，内附出院带药处方，便于对照信息进行核对（图 2-2-15）。

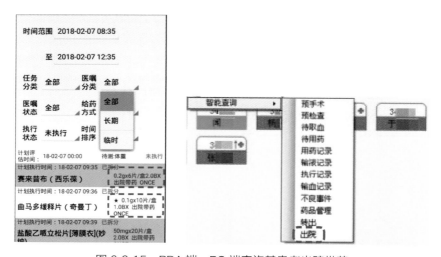

图 2-2-15　PDA 端、PC 端查询某患者出院带药

（二）智能药柜用药

智能药柜的上线与应用与多种因素有关。由于智能药柜的信息系统是独立的，与移动护理、医嘱管理、药品管理的信息系统并无关联，于是不可避免地会面临两方面问题。一方面会涉及几个系统的接口开发问题；另一方面是药品管理问题，什么范围的用药由护士在智能药柜中获取为最佳的药品管理与使用路径，是一个值得探讨的话题。

1. 打通 ICU 临时用药在智能药柜中直接取用通道

（1）移动护理信息系统在三个系统间架起桥梁

医嘱管理信息系统与智能药柜系统之间的连接由移动护理信息系统承担。医嘱管理系统开出临时用药医嘱→选择智能药柜作为药品单的发送目的地→移动护理系统的药物标签显示特殊标识代表可以在智能药柜中获取药品使用。药房的药品管理信息系统接收到"智能药柜作为药品单发送目的地"的指令，将不再单剂量摆药，人力与时间等成本得到节省。

（2）特殊标识的药物标签连接智能药柜取药和给药执行

打印带有特殊标识的药物标签（图 2-2-16）→登录智能药柜系统→查看该患者有医嘱未执行的显示→扫描药物标签→屏幕显示需取药品的名称、剂量、数量→人工核对药物标签→无误→点击"取药"→智能药柜自动打开该药品抽屉并有指示灯亮起→按照屏幕显示数量拿取药物→关闭抽屉→点击屏幕"确定"→退出系统→按照上述给药执行相关步骤在移动护理信息系统中执行。

图 2-2-16　右上角出现"●"的药物标签为智能药柜专用

2. 遇有抢救时的应急取药

抢救过程中护士执行的口头医嘱并未开写在信息系统中，无法按照常规路径在智能药柜中取药，为了尽快为患者用药，特别设计取药应急通道，便于紧急状态下打开药柜使用药品。

（1）应急取药

登录智能药柜系统→患者列表选择该患者→点击"应急取用"→输入药物名称中每个字的首字母→选择药品数量→点击"取药"→智能药柜自动打开相应位置→按照屏幕显示数量拿取药物→关闭抽屉→点击屏幕"确定"→退出系统→给药执行。

（2）补开医嘱

补开医嘱→打印带有特殊标识的药物标签→登录智能药柜系统→患者列表选择该患者→点击"应急记录"键→显示应急取用药品信息→扫描药物标签→核对无误→点击"核

销"→退出系统。

给药执行闭环系统是一个连贯的链条，智能药柜系统若不和与之相关的信息系统相连而独立其之外，将造成整个闭环的缺口，特别是在危重患者较为集中的监护室是需要在设计时考虑的。在这里我们将智能药柜作为药房的下级库，所有药品的清点、补充等由药房维护管理，这也有赖于几个信息系统间的关联互通。

三、智能提醒

这部分的智能提醒可分为两类，一类是以核对为核心的识别提示，另一类是方便护士工作的执行查询。

1. 识别提示

当药物在使用中任何环节的核对、患者与药物间的匹配核对、药物医嘱与执行时间核对一致时，即任一环节识别顺利时，PDA端会均弹出"核对成功"短语提示，作为视觉提醒；相反任一环节一旦不匹配，即核对失败，立即会响起报警音作为听觉提醒，并弹出相应提示语，提示语是预先设置的短语（图 2-2-17、图 2-2-18P37）。

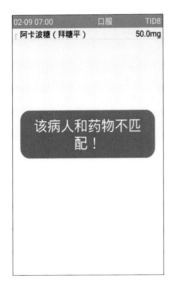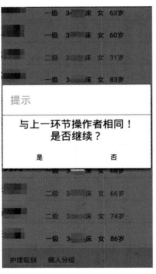

图 2-2-17　身份识别错误的提示、药品配制前未经双人核对的提示

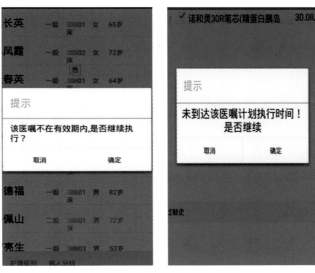
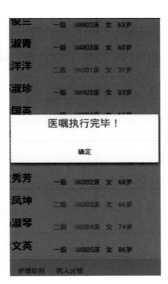

图 2-2-18　给药执行时间不正确的提示、药物执行后重复给药前的拦截提示

2. 执行状态查询

未执行医嘱的查询目前已可以细分到每位患者，这一查询功能主要是通过护理任务菜单为载体。进入病区某患者的护理任务菜单，点击"执行状态"。"执行状态"只包含"未执行"与"已执行"，而不包括"执行中"。前面提到给药开始后因某些情况不能直接或不能顺利完成给药，需选择"暂停给药"或"结束给药"，并勾选不能给药完成的原因，这种情况下的医嘱均属于"已执行"，同时又属于"执行中"，这样反而容易造成医嘱干扰，因此暂未设"执行中"。执行状态的主要目的在于查看"未执行"医嘱，用以减少个别医嘱的执行遗漏，预防与此相关的不良事件。

护理任务菜单预先设计为距离实际时间前后 2 小时以内的所有医嘱，即默认了医嘱的内容与范围，这样的设计既方便护士直接锁定最关注的医嘱信息，又可以减少系统的运算工作量，不过同样也支持任选时间范围的医嘱查询。某患者护理任务菜单，见图 2-2-19。

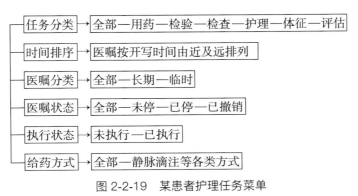

图 2-2-19　某患者护理任务菜单

四、难点与经验分享

1. 给药执行闭环的完整实现

【难点与经验】

在药品医嘱的整个执行过程中，几个节点容易忽略而造成闭环的断裂。例如，药品出药房后的运送环节、病区接收药品环节等，这些仅仅是药物的执行过程，而在整个药品的闭环管理中还包含了药品在药剂部门的入库、上架、出库管理、病区基数药品管理等众多环节，形成更大的药品闭环管理，还需要依托药品管理相关的信息系统。这里我们仅重点对移动护理信息系统涉及的药品操作部分进行介绍。

【解决与分享】

（1）增加药品送至病区的接收扫描

药房安装移动护理信息系统，另外在口服摆药单上增加了一个二维码，代表该张摆药单所包含的所有药品。药房摆放核对的口服药、配液中心配制的 TPN、细胞毒性药品等的输注药品，护士可以通过扫描口服摆药单上的二维码，扫描 TPN、细胞毒性药品等输注药物标签记录病区接收药品的时间，这样就解决了非护士配制药品的闭环管理。

（2）药物标签连接移动护理与智能药柜两系统

智能药柜系统，对已衔接顺畅的医嘱管理系统与移动护理系统而言是一个"新事物"，如何不改变护士原有的工作流程、不增加护士工作量而完成智能药柜取药呢？药物标签是关键连接点，既是医嘱管理系统与移动护理系统的连接，也是移动护理与之重要的连接，当智能药柜系统对药物标签可识别时，即可解决、简化问题。

（3）给药执行的同步护理记录使闭环关闭

信息系统完全实现了用药医嘱开写—执行的各时间节点的数据记录，这些存在于服务器中的数据，护士并不容易查看；一定情形下，需要记入护理病历，手写显然不是好的做法，利用信息同步记录是简便而高效的，也是闭环的最后一步。因此我们采用执行同步记录的方式，护士将药品用于患者的那一刻，执行内容、执行时间被同步记录于ICU 危重患者护理记录、出入量记录、医嘱执行记录，前两者将在第三章第四节、第五节做介绍，后者将在本章最后一节做介绍。

（4）抢救过程的用药执行记录

抢救时往往先用药后记录，抢救后 6 小时内补记即可。因此我们同样使用"补记"的方法，完整记录患者诊治护理过程，但补记不是无条件的，是通过增加"抢救补录"按键来实现，非抢救情况不能使用，体现了管理的要求。遇抢救情况，护士先按相关规定执行医师口头医嘱，抢救完毕医师在医嘱信息系统补开写抢救用药医嘱，护士核对与实际用药一致，完成医嘱的确认生成；责任护士进入移动护理系统通过"抢救补录"记录实际用药时间。

2. 药品父子医嘱的标签设计

【难点与经验】

针剂药品加入何种液体中使用，是医嘱中需要写明的。通常患者用药不止一种，因此需要明确一张药物标签的容量与内容。

【解决与分享】

（1）父子医嘱在医嘱开写时的规范开写。

（2）父子医嘱显示在同一张药物标签

包括静脉滴注与静脉注射的一种或几种针剂药品所加入的一种输液视为一组父子医嘱，显示在同一张药物标签，在增加用药安全的同时方便了护士的工作。

（3）一张药物标签只显示一组父子医嘱

长期的药品执行医嘱，移动护理信息系统实际是在后台进行了医嘱拆分，按照医嘱规定的执行次数分成若干张药物标签，每张标签标明当次医嘱规定的具体执行时间。

3. 双人核对在流程中的位置节点

【难点与经验】

双人核对的要求在护士给药过程中实在是不陌生，但节点在什么位置最为安全呢？医嘱处理与后续执行为两人时是最安全的，重要的是这里包含着对医嘱处理的核对，如果护士在医嘱处理过程中本身有问题，后续的不安全就很难避免。

【解决与分享】

（1）双人核对的限制节点放置在药品配制前

医嘱处理包含对医嘱的确认生成与药品摆放，即执行前的准备。处理医嘱不仅仅是在电脑上对用药医嘱点击"确认"。对于不能实现集中配制情况，医嘱处理应该结束在责任护士配制药品之前，即便已实现单剂量摆药。

（2）双人核对未落实的提示

在配制前扫描药物标签进行核对，当医嘱处理人和配药人为同一工号时，系统给出报警提示。这一点在本节的"智能提醒"中有所介绍。

4. 不同给药途径的同质性流程设计

【难点与经验】

移动护理信息系统中最先开发上线的护理执行过程常常是静脉输液，某种意义上说，在电子腕带的基础上，医嘱执行中静脉输液的信息化与护理病历中体温单的信息化是护理信息化建立的重要标志，然而这仅仅是第一步，还远远不够。静脉输液是医嘱执行中给药执行中的一个途径或称给药方式，归纳起来给药方式多达10余种，除静脉输液即通常指的静脉滴注外，还包括静脉注射、入壶、皮内注射、皮下注射、肌内注射、口服、含服、滴眼、滴鼻、滴耳、雾化吸入、吸入、含漱、外用、其他。静脉输液作为最先开发完成的给药方式，积累了借助信息而优化、标准化的执行路径，是很好的参照，有利于正确操作流程的固化与患者安全。

【解决与分享】

（1）所有给药途径采用同一路径形成执行过程标准化

药品接收→摆药→另一人摆药核对→配制→床旁核对→开始给药→给药结束是固定的程序设置，从而将护士工作流程固化。医院条件允许药品集中配制的情况下，护士可省去摆药→另一人摆药核对→配制几个环节。药品执行前的双人核对看似是最基本的核对要求，容易落实，但诸如胰岛素的皮下注射、滴眼、滴鼻、雾化吸入等给药途径护士的执行并不很理想，这一点也可通过执行痕迹得到验证，因此就有了对药品配制前未经双人核对的提示设计。

（2）床旁扫描核对不代表患者用药

口服给药等途径最初的设计是床旁核对后即完成操作，并无开始给药→给药结束的设计，问题出现在设计时误认为床旁扫描患者腕带与药品外包装条码并核对成功就完成了给药，这个环节的安全隐患在于患者可能因为各种原因并未真正服用，因此后期将其改进，增加开始给药→给药结束，同静脉输液。这个缺陷并不仅在口服给药，当给药过程较短时就容易出现，如雾化吸入等。

（3）容易忽略执行扫码的给药途径

滴眼、滴鼻、滴耳、雾化吸入、吸入、含漱、外用等给药，容易忽略扫码执行，执行过程同质化是有必要的。

5. 药物标签大小规格的设定与选用

【难点与经验】

药物标签的大小需要依据药品的体积或盛装容器大小而定，粘贴时不能遮挡药品本身标识、不能遮挡盛装药品的注射器刻度。药物标签一般分为大、小两种规格：5cm×8cm、3cm×5cm。需用大规格标签时若使用了小规格标签，会有文字较小不易辨识的缺陷；需用小规格标签时若使用了大规格标签，存在标签超出盛装容器、遮挡药品本身标识，进而护士不愿使用，并导致不方便按照流程执行扫描给药。

【解决与分享】

（1）静脉滴注、入壶、皮内注射、雾化吸入使用、临时领药用大标签。

（2）除上述大标签外，静脉注射（含微量泵入）、皮下注射、肌内注射、口服、含服、滴眼、滴鼻、滴耳、吸入、含漱、外用等各类给药途径均使用小标签。

6. 药品批量发放与批量接收

【难点与经验】

在整个闭环中药房逐一对照摆药单摆药，送回病区，护士接收时若仍然逐一扫描接收会占用一定时间，并不是一个高效的方法。

【解决与分享】

（1）批量条码的设置

药房逐一对照摆药单摆药，每摆一种药都会在系统中以某种数据形式被存储，于是系统就有了这个动作的"记忆"，利用信息中的摆药数据，将某病区某段时间内的所有摆药"记忆"收集在一起，生成一个新的二维码，即批量条码。

（2）批量条码自动生成

由于批量条码是源于每个患者的每次用药中的每种药物的摆药，系统有自动生成的条件，这样不会增加药房工作人员额外的工作量。

（3）药品发放与接收时批量条码的使用

药车从药房发出时工作人员扫描药品批量条码→扫描药车条码→扫描运送人员条码，记录药品发放送离药房的时间与人员；病区护士接收药车时扫描药品批量条码→扫描药车条码→扫描运送人员条码，记录药品到达病区的时间与运送人员。

第三节　药物过敏试验的闭环管理

一、流程图

药物过敏试验的闭环管理流程，见 P42 图 2-3-1。

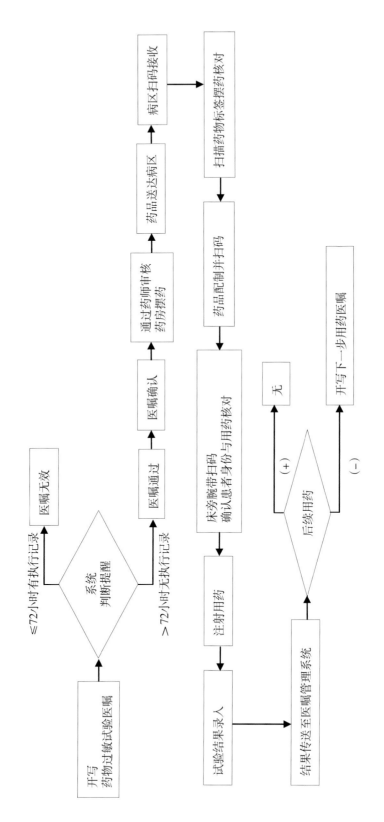

图 2-3-1 药物过敏试验的闭环管理流程

二、实施路径

（一）给药注射

1. 住院

（1）开写医嘱

医师开写药物过敏试验医嘱→医嘱信息系统自动运算后显示≤72小时无相同药物过敏试验结果，医嘱成立；如该药品≤72小时药物过敏试验结果阴性，可直接开写下一步用药医嘱；如该药品≤72小时药物过敏试验结果结果阳性，不得继续开写此药物药物过敏试验及用药医嘱。

（2）处理医嘱

护士在医嘱信息系统护士工作站接收并处理此医嘱，发送医嘱信息至药房。

（3）药品发放

同本章第二节给药闭环管理相应内容。

（4）摆放药液

同本章第二节给药闭环管理相应内容。

（5）配制药液

护士PDA端查看某患者用药医嘱→扫描过敏试验药物标签→实际药品与系统显示信息一致→配制药液→注射器抽取配制完毕药液→粘贴药物标签→点击确认（图2-3-2）。

图 2-3-2　带有药物过敏试验实际用量的药物标签

（6）用药执行

床旁扫描药物标签与患者腕带→核对成功→确认→穿刺注射。

2. 急诊

开写医嘱→交费→打印药物标签（标签与病房一致）→患者方或固定运送人员取药→收药→摆药→核对→配药→扫描腕带与标签条码身份确认（身份核对有误系统拦截）→执行。

（二）结果录入

结果判定后进入移动护理系统→医嘱执行→皮试判断→扫描腕带→显示医嘱→勾选（-）/（+）临床表现→复核人输入工号、密码→保存→结果传送至医嘱管理系统并同步写入医嘱单与护理记录（图 2-3-3 ～图 2-3-5P45）。

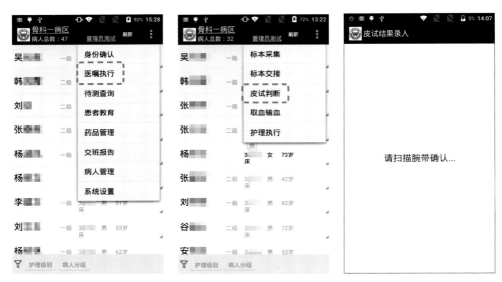

图 2-3-3　药物过敏试验结果录入前扫描腕带患者确认

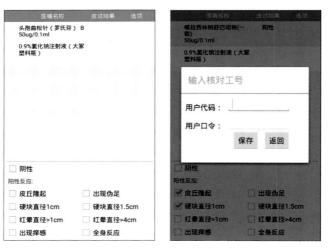

图 2-3-4　结果录入、药物过敏试验复核者信息

临 时 医 嘱 工 作 区 ◎一般打印（续打） ◎打印单页医嘱 ◎打印其页后医嘱 ◎打印撤销医嘱	选择页号	1 ▼			
1/12	13：51	葡萄糖注射液 10%500ml 静脉输液	翔	13：51	久
1/12	13：51	乳酸林格注射液 500ml 静脉输液	翔	13：51	久
1/12	13：51	数字平片摄影床边组合 1	翔	13：51	翔
1/12	14：31	羟乙基淀粉注射液 500ml 静脉输液	宏	14：31	久
1/12	14：31	---氯化钾注射液 1.5g 静脉输液	宏	14：31	久
1/12	14：32	皮试	宏	14：32	久
1/12	14：32	注射用头孢米诺钠 1g(B) 皮内注射(-)	宏	14：32	久
1/12	14：32	---氯化钠注射液 0.9%30ml 皮内注射	宏	14：32	久

图 2-3-5 药物过敏试验结果自动推送至医嘱管理系统

三、智能提醒

1. 时间与结果拦截提醒

（1）药物过敏试验结果录入时间≤ 72 小时，医嘱管理系统可直接开写用药医嘱；结果未录入或者录入时间＞ 72 小时，开写用药医嘱，系统给出提示语。

（2）药物过敏试验结果未录入，医嘱单无法打印，系统给出提示语（图 2-3-6、图 2-3-7P46）。

2. 身份识别错误提醒

药物过敏试验与其他用药及医嘱执行相同，使用前的患者确认与身份识别是重要的环节。因此，在执行过程中身份识别错误可出现视觉和听觉拦截提示。

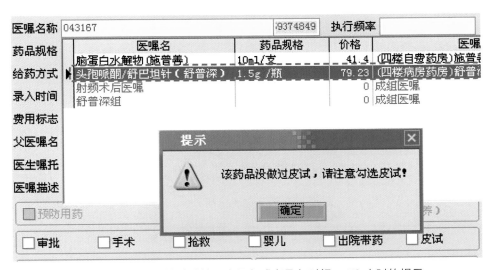

图 2-3-6 药物过敏试验结果未录入或者录入时间＞ 72 小时的提示

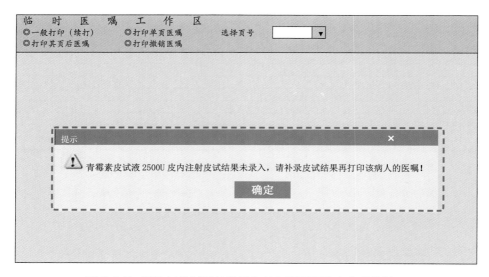

图 2-3-7　药物过敏试验结果录入前打印医嘱单会出现的提示

四、难点与经验分享

1. 药物过敏试验名称的确定

【难点与经验】

"皮试"是日常工作中最常见的药物过敏试验，但不能包含所有。例如，碘过敏试验可以采用口服法、静脉注射法、皮内注射法 3 种途径进行。因此，以"皮试"名称概括所有药物过敏试验不准确。

【解决与分享】

依据《基础护理学》教材，将医嘱管理系统中"皮试"改为"药物过敏试验"，再进一步勾选给药方式"皮内注射"或"静脉注射"等，使概念更加准确（图 2-3-8）。

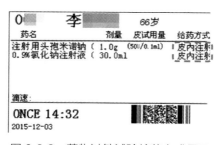

图 2-3-8　药物过敏试验给药方式显示

2. 实际注射剂量的缺失与核对

【难点与经验】

确保药物过敏试验过程中准确用药的关键环节在于对实际试验用药物剂量的核对，

而核对的前提是正确计算与显示实际注射量。与其他用药不同，药物过敏试验医嘱往往为药品最小包装剂量，而非实际用量，这需要护士进行计算，例如：青霉素类，医嘱为"青霉素皮试液"，给药方式为"皮内注射"，类型为"药物过敏试验"，医嘱又没有给出确切的执行剂量，护士执行过程也无法查对。这一问题并非出现在信息系统建设的过程中，此前早已存在，正好可以利用此次机会进行优化。

【解决与分享】

（1）计算出药物过敏试验的实际用量

①青霉素类药物：50u/0.1ml。

②非青霉素类药物：50u/0.1ml（或 0.5μg/0.1ml）。

③破伤风抗毒素（TAT）：15u/0.1ml。

④结核菌素：5u/0.1ml。

（2）药物标签中增加实际注射剂量

药物标签栏目有三项，药名、剂量、给药方式，剂量即标识护士实际执行量。当开写药物过敏试验医嘱，标签会增加显示明确的执行用量（图 2-3-9、图 2-3-10）。

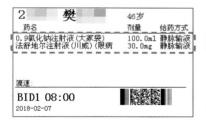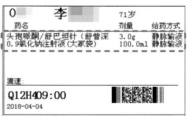

图 2-3-9 常规药物标签无皮试用量

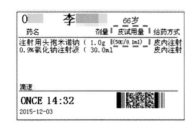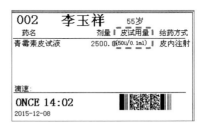

图 2-3-10 非青霉素类、青霉素类药物过敏试验药物标签剂量双显示

3. 药物过敏试验结果的判断与记录

【难点与经验】

药物过敏试验结果的判定对后续相关用药至关重要，但部分护士对药物过敏试验结果判定的标准模糊不清，将直接导致判断结果的偏移。

【解决与分享】

（1）判断界面直接给出试验结果阳性的判断标准，如图 2-3-4 所示。

依据人民卫生出版社出版的《基础护理学》第 3 版和第 4 版等教材给出的青霉素、头孢菌素、碘剂、链霉素、破伤风抗毒素等各种药物过敏试验阳性结果判断标准进行综合，形成单选或多选的阳性临床表现：皮丘隆起、出现伪足、硬块直径 1cm、硬块直径 1.5cm、红晕直径＞1cm、红晕直径＞4cm、出现痒感、全身反应。

（2）判断标准以结构化形式方便护士勾选。

（3）勾选单个或多个阳性临床表现，系统自动计算得出"（+）"的阳性结果。

（4）录入结果同步写入医嘱单和护理记录（图 2-3-11）。

护理记录

姓名　玉　性别 女　年龄 75 岁　病区 骨科一病区　　床号　　03　病案号　　278

日期	时间	观察记录	护士签字
2017-09-18	11:26	辅助检查指导	
2017-09-18	11:43	哌拉西林舒巴坦钠（一君）药物过敏试验（+），穿刺点红肿直径＞1cm	
2017-09-18	13:09	明日手术	
2017-09-18	13:21	护理计划：围手术期护理，用药指导，患者/家属教育	
2017-09-18	13:28	用药指导，术前指导，禁食，备皮，肠道清洁	
2017-09-18	15:07	头孢呋辛钠针（达力新）药物过敏试验（-）	

图 2-3-11　药物过敏试验结果在护理记录中同时呈现阳性的临床表现

4. 结果录入有效时限的设定

【难点与经验】

在药物过敏试验结果录入的有效时间设定上，系统设置为 24 小时内录入有效。但运行一定时间后，出现结核菌素试验结果因超时不能录入的情况。原因与结核菌素试验的结果判定时间为 72 小时有关。

【解决与分享】

录入时限设定的调整。将原有默认设置 24 小时有效录入时间调整为 80 小时，以便结核菌素试验等特殊药品的实验结果录入。

5. 医嘱管理系统对试验结果的获取

【难点与经验】

在药物过敏试验的闭环管理中试验结果作为桥梁，决定下一步临床用药医嘱的开写。在移动护理系统与医嘱管理系统之间如何推送能够方便医护工作、减少系统工作压力，需要在设计时进行考虑。

【解决与分享】

（1）确定结果录入途径为移动护理设备

这样做的好处是方便护士在床旁直接判断，双人核对结果，随即录入，减少路途折返耗费的时间，及各种原因可能造成的录入错误。

（2）移动护理系统自动推送至医嘱管理系统

试验结果录入后同步推送至医嘱管理系统，在该医嘱后直接显示结果，医师直接查看。

6. 试验结果在多系统间的共享

【难点与经验】

就患者而言，急诊、手术/介入、住院多系统连接能够更好地实现完整的闭环管理。就药物过敏试验而言，急诊执行的过敏试验，希望在患者住院后共享试验结果。

【解决与分享】

打通各信息系统间的壁垒，可用信息接口用以逐步解决这一问题。

第四节 输血过程的闭环管理

一、流程图

输血的闭环管理流程，见 P50 图 2-4-1。

二、实施路径

（一）配血

1. 配血医嘱处理→打印配血标本标签

2. 核对配血标本采集信息

可采用电脑端或移动端两种方式核对，采集流程详见本章第五节。

3. 采集血标本

确认已签署"输血治疗知情同意书"，根据静脉血标本采集技术规程完成采血送至输血科。

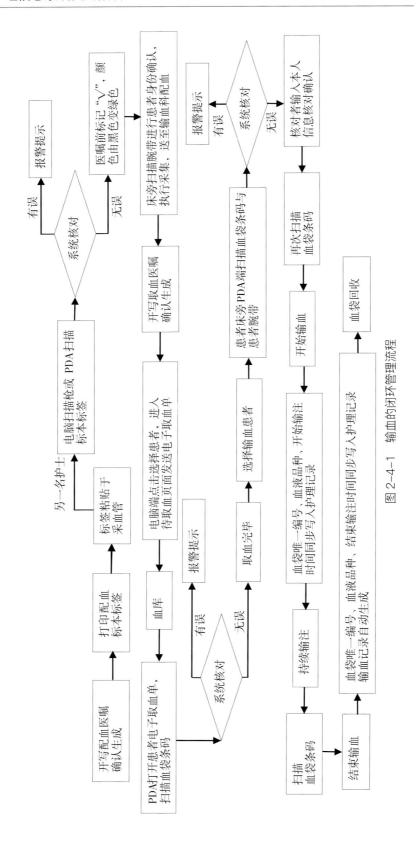

图 2-4-1 输血的闭环管理流程

（二）取血

1. 发送取血单

移动护理信息系统 PC 端→选择患者→鼠标右键→选择住院取血 / 取急诊血→查看配血进度标识→患者处出现血袋图形为配血完成→选择已完成配血的输血申请单→发送取血单至输血科（图 2-4-2、图 2-4-3）。

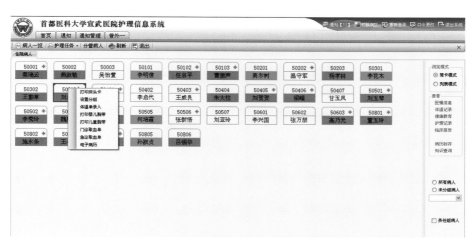

图 2-4-2　选择患者展开取血路径

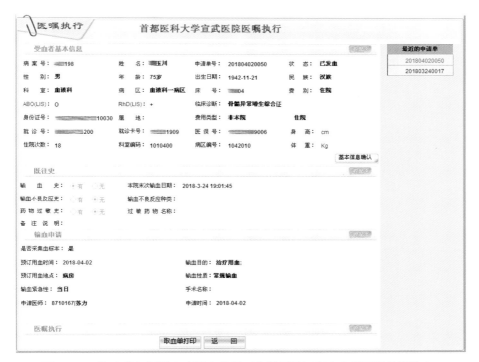

图 2-4-3　取血单包括受血者基本信息（全部展示）和点击后展开的既往史、输血申请、医嘱执行，右侧为近期输血申请单列表

2. 发放与取血

到达输血科→登录 PDA →选择患者→点击"取急诊血／取（住院）血"→系统自动列出待取血信息→点击该条信息→扫描血制品条码→系统完成核对→人工检查／确认血制品质量发放完毕→取血成功（图 2-4-4 ～图 2-4-6P53）。

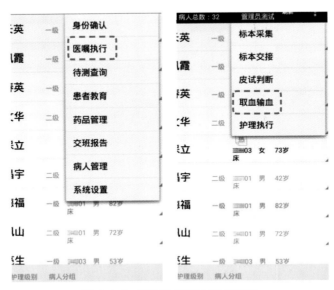

图 2-4-4　查询病区整体输血任务

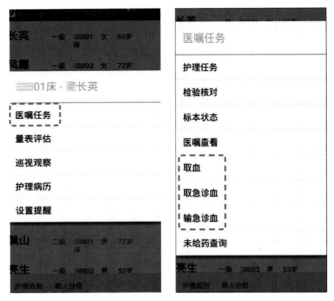

图 2-4-5　查询某位患者输血任务

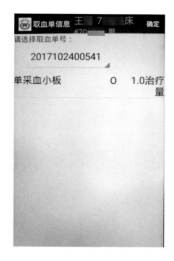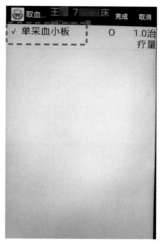

图 2-4-6 取血核对

（三）输血

1．输血核对

2 名医务人员完成共同核对（血型报告结果、配血结果、血袋标签上各项内容、血制品质量）→无误→连接输血装置→双人床旁请患者 / 家属陈述患者的姓名及血型→与输血医嘱相符→ PDA 扫描血袋上条码→扫描患者腕带→输入核对者工号、密码点击确认→信息无误→核对成功（图 2-4-7）。

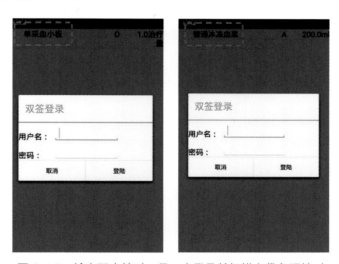

图 2-4-7 输血双人核对：另一人登录并扫描血袋条码核对

2．输注过程

（1）开始输注

血液开始输注→ PDA 扫描血制品条码→弹出"输血速度、心率"录入界面 →数据录入→血制品唯一编号及类型、输注开始时间、心率、输血速度自动写入护理记录→输血记录自动生成。

（2）结束输注

登录 PDA 患者列表→扫描血制品条码→点击结束输血→血制品唯一编号及类型、输注结束时间自动写入护理记录→输血记录自动生成（图 2-4-8 ～图 2-4-12P55）。

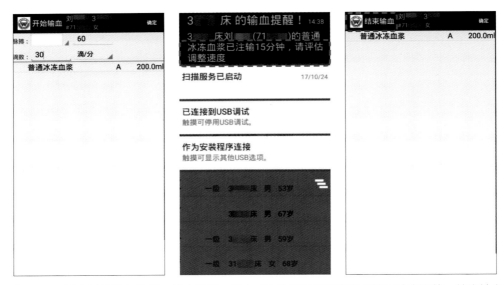

图 2-4-8　输血开始录入体征、输血速度，输入 15 分钟时提示观察与输血速度调整、结束输血

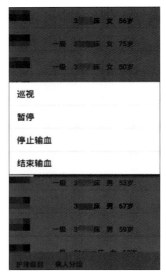

图 2-4-9　输血过程中各种事件选择

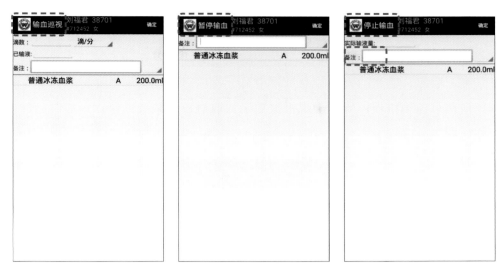

图 2-4-10 各种事件影响输血需在备注处填写原因

护理记录

姓名：■ 性别：女 年龄：68 岁 病区：血液科一病区 床号：206 病案号 108

日 期	时间	观察记录	护士签字
2017-09-26	03:20	安静入睡	
2017-09-26	08:07	前往检查	
2017-09-26	09:14	检查返回病区	
2017-09-26	11:21	血袋号码为99917092609410651 的单采血小板开始输注，15 滴/分，P82 次/分	
2017-09-26	11:36	P82 次/分，未诉不适，将滴速调至 50 滴/分	
2017-09-26	12:28	血袋号码为 99917092609410651 的单采血小板输注完成，P76 次/分，未见输血不良反应发生	
2017-09-26	14:29	乏力，无头晕、头痛等不适，协助生活护理	

图 2-4-11 血制品及其唯一号码，输注速度，开始、结束时间，病人心率同步写入护理记录

献血者血型	血袋条码	血液成分	产品编码	血量	配血结果
A+	0010119075984	悬浮红细胞	Z4167V00	2U	交叉配血相合

血袋条码号	输血核对者	输血操作者	开始时间	结束时间
0010119075984	张■	刘■	2019-06-27 18:29:56	2019-06-27 21:31:12

图 2-4-12 输血信息同步写入输血记录

3. 血袋回收

PDA 点击输血→血袋回收→扫描血制品条码→扫描运送人员胸卡识别码→操作完成。

三、智能提醒

1. 核对发生错误的报警提示

在采集、取血、输注的整个输血过程中每一次核对，包括患者身份、血型、血制品种类等任何信息出现错误，均会出现报警提示。取血核对缺失或错误，血制品取回后输注被拦截（图 2-4-13）。

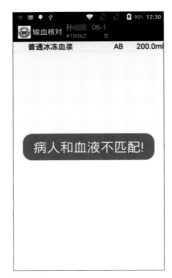

图 2-4-13　报警提示

2. 双人核对提醒

包括采集、取血、输注的整个输血过程，床旁核对环节，第一人核对后，系统自动弹出"工号、密码"输入界面；第二人核对完毕并录入信息，输血才可进行。

3. 未取血查询

这一功能是主动查询的提醒。输血系统与移动护理系统通过信息接口完成消息推送。PC 端及移动端可随时查看。

（1）PC 端

移动护理系统→护理任务→待取血→待取血患者列表，"血袋"形状的标识代表配血完成可取血，"试管"形状的标识代表配血进行中。

（2）PDA 端

PDA 选择患者→点击"取急诊血 / 取（住院）血"→系统自动列出待取血信息。

4. 观察提醒

信息系统从血制品输注开始自动计时，输注持续 15 分钟时会自动给出观察与调整速度的提示。

四、难点与经验分享

1. 不同工作团队合作完成的输血意味着不同系统间需要融合

【难点与经验】

整个输血过程在移动护理中是无法独立完成的，实际上它涉及医嘱管理系统、实验室检验系统、输血系统与移动护理系统。输血的闭环管理必须考虑如何方便地进行系统间连接。

【解决与分享】

（1）多系统互联互通

医嘱管理系统、实验室检验系统、移动护理系统、重症监护系统与输血系统通过多个接口相连，解决采血、配血、发血、取血、输血、记录的完整过程。

（2）患者流转过程中的输血连续性

以患者为主索引，输血信息跟随患者就诊状态实时更新，患者离开输血申请单元，其输血信息跟随患者达到下一目标单元，目标单元可完成取血、输血、输血结束等输血过程中的任意操作。PDA任务中"取急诊血、输急诊血"就是针对急诊患者输血过程进行到不同程度转而住院的连续用血的解决。

2. 权限设置

【难点与经验】

夜班、中午、周末等时段会存在仅一名护士当班情况，此时会因护士人力不足难以完成外出取血或双人核对。

【解决与分享】

向医师开放取血权限与输血核对权限。输血系统与移动护理系统人员库中，除护士外包含所有医师，均以工号的形式存在于系统中，使用时输入工号即可。以此，医师可以前往输血科取血，并与护士一同完成任意环节的双人核对。

3. 准确记录输注过程

【难点与经验】

血制品输注过程的记录是输血闭环中的一步，护士手工书写可能会信息记录不及时、不准确，因此，借助信息系统通过扫描记录同步记录的血制品唯一编号及类型、输注开始/结束时间，实现了记录的实时、准确与可追溯。

【解决与分享】

（1）执行与记录同步化

执行与记录的同步将准确记录患者输血的护理过程，提高护士工作效率，减少记录错误，写入语言的设计将在第三章结构化护理病历中展示。

（2）写入位置的准确

特别要注意的是，写入的病历必须是患者输血当时实际所在的病区。这一点看似不是问题，但程序设计时如果未考虑到，就会导致输血记录写入错误的病区，特别是普通病区患者当天手术术后转入监护室又有输血时。

第五节　标本采集的闭环管理

一、流程图

标本采集的闭环管理流程，见 P59 图 2-5-1。

二、实施路径

（一）采集准备

1. 检验医嘱开出并确认生成→打印检验标签→粘贴标签于标本容器（图 2-5-2）

图 2-5-2　打印检验标签粘贴于正确容器

2. 医嘱处理核对

另一名护士登录移动护理系统→护理任务（PDA 端此步骤为选择患者）→检验医嘱执行→核对→系统自动列出待核对项目→扫描标本容器上的检验标签→此项目前标记"√"同时文字变色，提示"核对成功"（见 P60 图 2-5-3 ～图 2-5-5）。

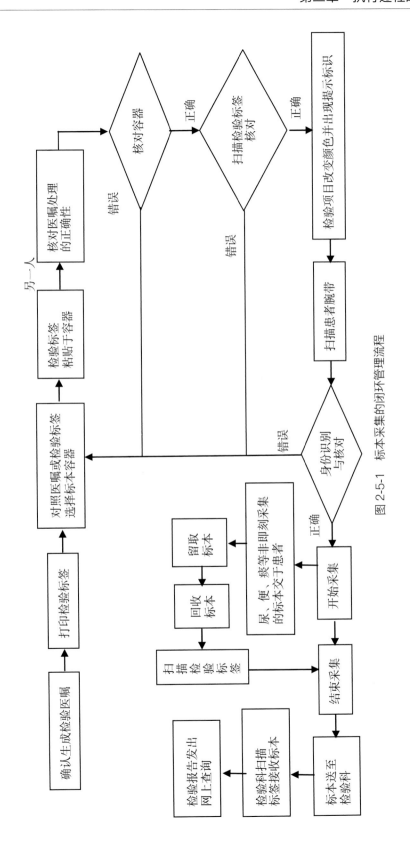

图 2-5-1 标本采集的闭环管理流程

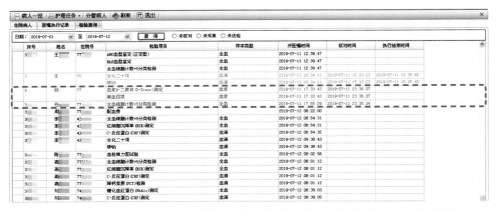

图 2-5-3　PC 端检验医嘱处理环节的核对，采用色标管理对不同状态标识以不同颜色

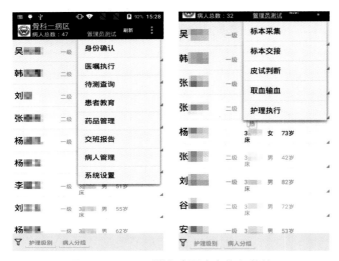

图 2-5-4　PDA 端全病区患者执行菜单

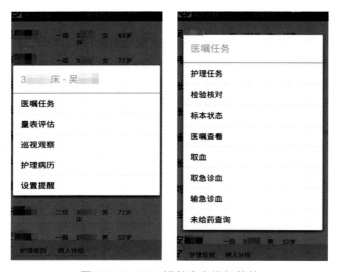

图 2-5-5　PDA 端某患者执行菜单

（二）标本采集

（1）即刻采集（血、引流液培养等）

登录 PDA →点击"菜单"→点击检验执行→即刻采集→扫描检验标签与患者腕带→显示"核对成功"→点击"OK"或确认→开始标本采集→采集成功点击"结束采集"/采集失败点击"取消采集"（图 2-5-6 ～图 2-5-8P62）。

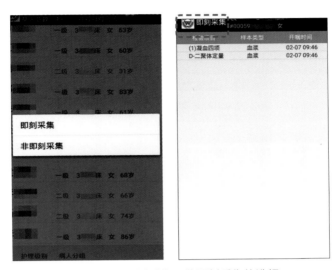

图 2-5-6 即刻采集、非即刻采集的选择

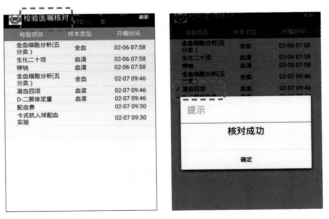

图 2-5-7 扫描检验条码与患者腕带，核对成功提示

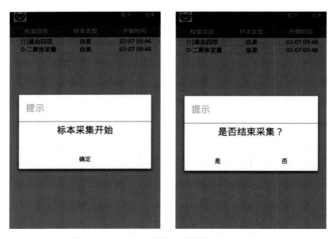

图 2-5-8　标本采集过程的开始与结束

（2）非即刻采集（痰、便等）

登录 PDA →点击"菜单"→点击"医嘱执行"→标本采集→非即刻采集→扫描检验标签与患者腕带→显示"核对成功"→确认→系统自动返回退出界面→将贴好检验标签的容器发至患者→患者留取标本→护士收取标本→点击"菜单"→点击"医嘱执行"→标本采集→非即刻采集→扫描检验标签→结束采集。

（三）标本交接

登录 PDA →点击"菜单"→点击"医嘱执行"→标本交接→逐一扫描检验标签→批量交接→扫描运送人员胸卡→完成交接（图 2-5-9、图 2-5-10P63）。

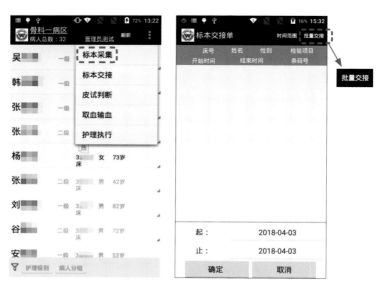

图 2-5-9　PDA 端检验标本交接过程，默认批量交接

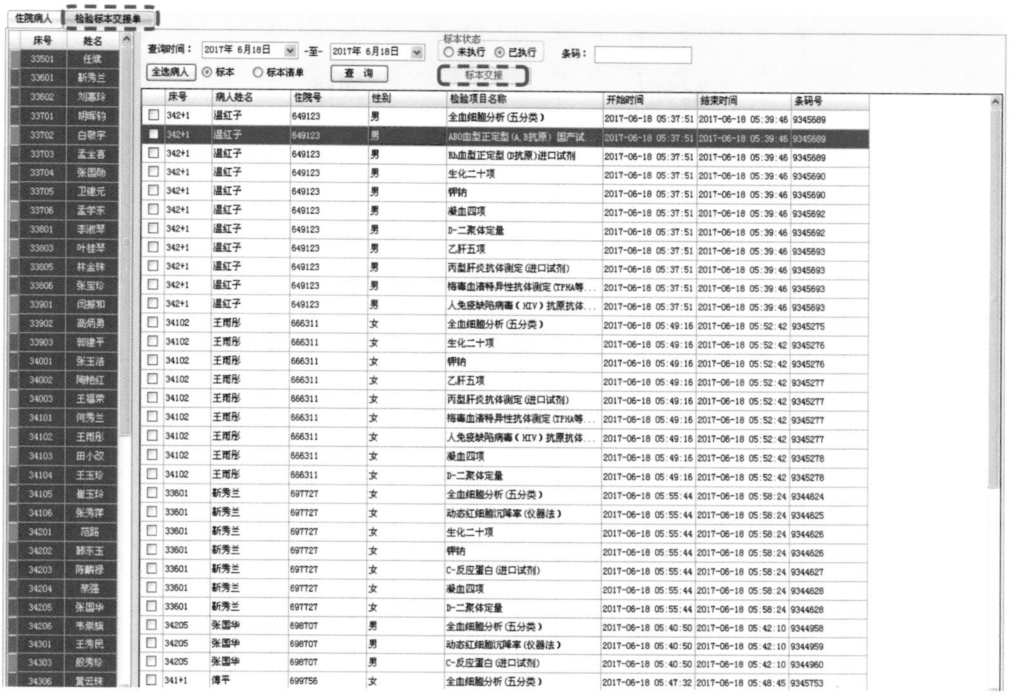

图 2-5-10　PC 端检验标本交接记录的自动生成

三、智能提醒

1. 身份识别错误提醒

使用 PDA 进行检验标本采集整体流程中涉及两个环节的身份识别错误提醒：医嘱处理核对与执行核对，提醒方式相同均采用视觉与听觉报警。

（1）医嘱处理完毕，另一名护士使用 PDA 进入该患者独立界面进行医嘱核对，此时如患者身份信息与检验标签信息不符则出现提醒。

（2）床旁标本采集前，扫描检验标签与患者腕带信息不符出现提醒。

2. 色标与图表组合提醒核对状态

为方便护士检验标本采集前后的查阅，引用色标与图表组合管理，不同颜色文字与标识显示检验项目的核对与执行状态：未核对—黑色文字，已核对未采集—绿色文字并在 PC 端项目前出现"√"标识，已执行—灰色文字显示（图 2-5-11、图 2-5-12P64）。

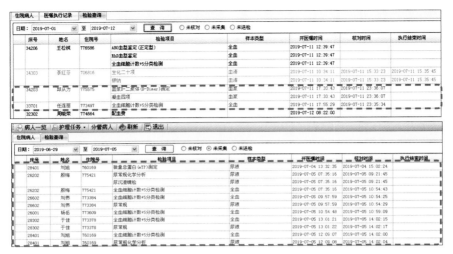

图 2-5-11　PC 端的色标管理：不同颜色对应不同标识内容：医嘱未核对 – 黑色、医嘱核对成功 – 绿色、医嘱核对后已执行 – 灰色

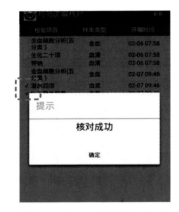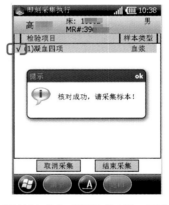

图 2-5-12　PDA 端医嘱未核对（不标记"√"）、已核对成功（标记"√"）、已执行（不再显示）

3. 检验标本查询

为方便护士查看所有患者检验标本状态、执行情况，在 PC 端设置此项功能。

（1）选择时段查询标本状态

检验标本查询默认当日所有患者的所有检验项目所处状态，可分为未核对、未采集、未送检。查询范围目前定在 7 日内的检验项目，一方面检验医嘱作为临时医嘱会较快地执行，另一方面也考虑到减少系统在后台的运算压力。

（2）检验项目规律排列显示

PC 端待检验患者列表按照房间号、床号的固定顺序排列；医嘱按开写时间排列，最新开写的医嘱显示在页面最上方。这样的顺序规律可以方便护士查询。

四、难点与经验分享

1. 实现真正意义的无纸化

【难点与经验】

无纸化的最大困难或关键在于如何核对。一些医院虽然取消了化验单，但仍然存在医嘱执行单，护士对照医嘱执行单在不同环节或时间进行标本容器、检验标签、患者的人工核对。在取消化验单的过程中，保留执行单这种方式从短期效应看确是一种方便快捷的方法，软件修改简单易行，护士核对工作较为方便。但从长远角度考虑，医嘱执行单终究还是变换形式的化验单，并非彻底的无纸化，实际上信息系统的优势并未发挥。这一过程终将会被更便捷的信息化所取代。

【解决与分享】

（1）取消纸质执行单

除检验标签，实现彻底无纸化。

纸质执行单完全由电子化执行单取而代之，这对于部分管理者可能会有一个接受的缓冲期，他们会认为每位患者每个检验项目汇总后形成的执行单已经代替了化验单，节省了不少纸张。但这个变化不仅仅是为减少纸张的使用，而是通过信息系统促进患者安全。在设计上一定要预先从医嘱核对的可行性、护士执行的方便性，以及系统运行的效率性几方面综合、周全酝酿。前期与工程师反复而多次的商议是必需的。检验项目的电子执行单与检验医嘱核对、标本采集、标本交接环环紧扣、顺序相连，指引护士顺利、正确执行每一个检验标本采集的医嘱。

（2）核对制约执行

只有完成核对患者与核对项目后方可进入执行环节，即核对制约执行。将护士人工与化验单或执行单核对的动作，设计为护士扫描检验标签由系统完成。只有满足系统核对成功，护士方可进入下一步标本采集的执行过程。这一步的设计是将制度的要求通过信息系统的执行来固化流程、实现护理的标准化，体现围绕患者安全的核心思想，信息可以为管理服务。没有管理的思路信息就无须对此步骤进行优化，没有程序语言的设计管理设计也无法实现。

（3）颜色与图标组合显示核对、执行状态

图 2-5-2P58、图 2-5-11P64、图 2-5-13P67 充分体现了这一管理设计。

整个标本采集无纸化的设计作为母版，运用在随后完成的多个护理执行闭环系统中。标本采集闭环管理对于整个检验闭环管理而言仅仅是其中一部分，采集后的标本送检、标本检验、报告发出与接收等同样是其中不可或缺的环节。

2．缓解核对造成的系统运算压力

【难点与经验】

每次核对都是系统在后台的数据运算，是在数据库中"大海捞针"，寻找需要的那个数据进行匹配，加之可能某个时段全院所有计算机、PDA 同时运算的可能性，会大大增加系统的运算压力，进而影响数据运算速度，导致护士等待信息时间延长。

【解决与分享】

（1）PC 端核对模块可对全病区有标本未采集患者与每名患者的检验项目，逐一扫描标本条码完成核对。

（2）PDA 端核对模块可依次点击患者查看其检查项目，逐一扫描标本条码完成核对。

两种不同入路寻找检验项目，最大的益处是解决大量核对对整个信息系统的压力，床旁核对只核对本责任区范围内的患者检验项目，不必在全病区范围内寻找数据；同时促使护士能在患者床旁工作。

（3）规定非即刻采集项目未采集的系统保留时间，7 天未采集的检验项目医嘱自动失效并不再显示，减轻系统运算压力。

3．急查项目显示标记

【难点与经验】

检验项目有时会根据患者病情分出急查与常规时间留取。取消化验单后，原本可手工标注在化验单上的这一内容，但移动护理系统上线初期检验标签上没有标记，护士处理医嘱与执行均无从识别，另外还存在同一检验项目需要不同时间多次采集但医嘱一次性开写的情况，这些不明确的医嘱信息都可能影响正确执行。

【解决与分享】

（1）医生工作站检验项目医嘱开写界面，增加化验标本"急查"状态选择，勾选"急查"后，检验标签会显示"急"。

（2）医生工作站检验项目医嘱开写界面，增加化验申请单中的备注内容，如时间、引流管名称等，并同步在护士工作站显示，打印时显示在检验标签"急"之后的空间位置。

4．自动生成标本交接记录

【难点与经验】

检验标本采集完毕，由运送人员至病房收取后送达检验科。标本交接记录最初由护士手动填写完成，但存在不能准确记录交接时间甚至遗漏等情况，未实现完整意义上的闭环管理。

【解决与分享】

（1）增设运送人员胸卡识别码。

（2）取消人工交接记录。

（3）采用标本批量交接的形式，即此次需要交接的标本逐一扫描检验标签后再统一扫描运送人员胸卡识别码，系统自动记录交接的标本明细及时间并同步生成标本交接记录（图 2-5-13）。

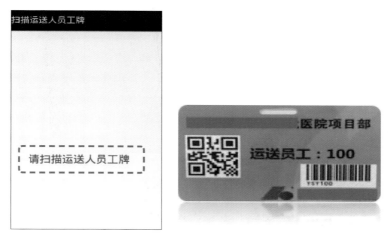

图 2-5-13　PDA 端扫描检验标本交接运送时间与运送人员

第六节　检查 / 手术 / 介入的闭环管理

一、流程图

检查 / 手术 / 介入的闭环管理流程，见 P68 图 2-6-1。

二、实施路径

检查 / 手术医嘱→护士确认生成→发送对应科室→预约完成→打印检查单 / 手术通知单。

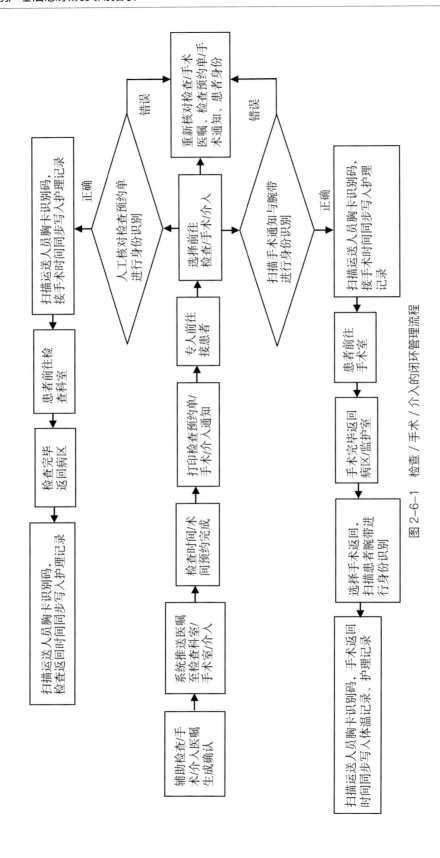

图 2-6-1 检查／手术／介入的闭环管理流程

（一）检查

1. 前往检查

运送员工至病区接患者→使用 PDA 选择前往检查→扫描患者腕带→完成患者身份识别→扫描运送人员胸卡识别码→检查前往时间与事件同步自动写入护理记录→患者检查。

2. 检查返回

检查完毕→运送员工送患者至病区→使用 PDA 选择检查返回→扫描患者腕带→扫描运送人员胸卡识别码→检查返回时间与事件同步自动写入护理记录。

（二）手术 / 介入

1. 前往手术 / 介入

运送员工至病区接患者→护士登录 PDA →选择前往手术→扫描手术通知单→扫描患者腕带→完成身份识别→扫描运送人员胸卡识别码→前往手术时间同步自动写入护理记录→患者手术。

2. 手术室 / 造影室

患者到达手术室 / 造影室→进入手术间 / 造影间→扫描腕带入室核对→三方核对手术开始→手术结束三方核对→扫描腕带出室核对→扫描腕带入麻醉恢复室核对→扫描腕带出麻醉恢复室→回病区或监护室（图 2-6-2）。

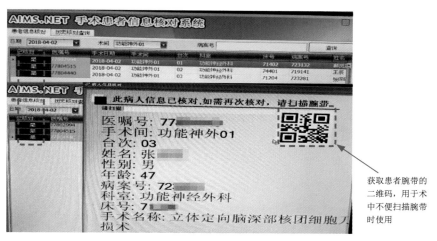

图 2-6-2　手术患者入室核对成功的显示

3. 手术 / 介入返回

手术 / 造影完毕→返回病区 / 监护室→护士登录 PDA →选择手术返回→扫描患者腕带→患者身份识别正确→扫描运送人员胸卡识别码→手术 / 造影返回时间与事件同步自

动写入护理记录（图 2-6-3、图 2-6-4）。

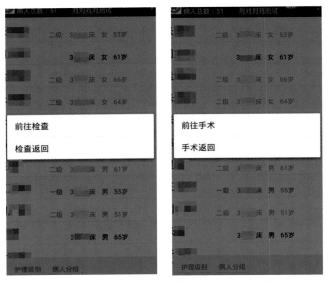

图 2-6-3　患者检查 / 手术 / 介入的去向选择

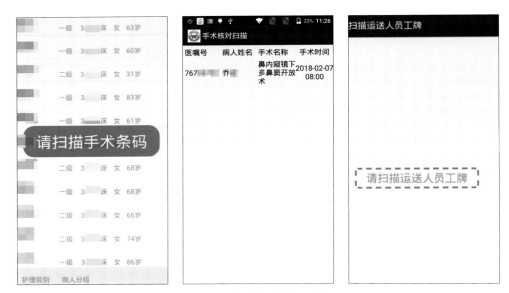

图 2-6-4　接手术 / 介入时核对

三、智能提醒

1. 身份识别结果提示

接手术患者过程中，扫描手术通知单条码与患者腕带，出现患者信息不一致、手术时间不一致时，屏幕出现视觉与听觉报警提醒，提高身份识别正确性。

2. 手术患者提示

执行医嘱、护理过程中，系统在不同位点对手术患者进行标识，对护士工作是一种提示（图 2-6-5、图 2-6-6）。

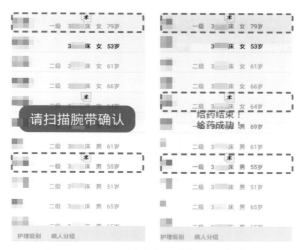

图 2-6-5 PDA 端患者列表标识手术患者

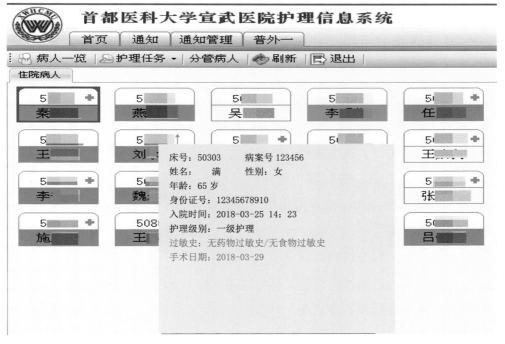

图 2-6-6 PC 端患者一览卡信息提示

四、难点与经验分享

1. 检查 / 手术患者去向流转轨迹的自动记录

【难点与经验】

患者辅助检查与手术涉及运送环节，患者的流转轨迹与护士、技师、运送员工之间的交接相关。通过信息系统对交接的环节进行记录，并自动写入护理记录，完成检查与手术的闭环管理。

【解决与分享】

（1）整理患者住院期间的流转轨迹

患者流转轨迹包括患者入院、转入、手术、死亡、转出、检查、介入、出院的每一次进出病区。利用信息系统对患者流转去向进行记录可促进护士对患者情况的掌握（表2-6-1）。

表 2-6-1　患者流转事件与对应记录

流转事件	子级事件	护理记录的显示	流转事件	子级事件	护理记录的显示
入病区		入病区	手术转入		手术转入
转入	科间	转入病区	检查	前往	前往检查
	科内	转入病区		返回	检查返回病区
手术		前往手术	介入		前往介入
	返回	手术返回病区		返回	介入返回病区
转出		转出病区	出病区		离开病区出院
死亡			出院		

（2）扫描患者腕带确认流转事件

手术与介入比检查多一步扫描手术条码（用以完成患者腕带与手术条码的核对），此动作相当于替代了选择前往检查的动作，因此在表2-6-1中无前往手术和前往介入的选项。

（3）扫描运送人员胸卡识别码

确认与记录带领患者前往检查的人员与时间、接手术的人员与时间。

（4）患者流转事件同步护理记录

（5）到达科室扫描接收

手术患者到达手术室，手术间护士扫描运送员工胸卡身份识别码，系统自动记录患者流转信息，到达手术间时间自动记录于手术护理记录；手术完毕运送患者到达病区，病区护士扫描患者腕带完成身份识别，系统自动记录患者流转信息，并写入护理记录（图

2-6-7），实现患者流转的闭环管理。辅助检查流转与此流程同。

护理记录

姓名：李███　性别：女　年龄：60岁　病区：神经外科2病区　床号：2███　病案号：76███

日期	时间	观察记录	护士签字
2019-07-04	12:33	跌倒/坠床风险评估30分	宋███
2019-07-04	12:35	日常生活能力评定50分	宋███
2019-07-05	09:13	前往检查	宋███
2019-07-05	10:40	检查返回病区	宋███

图 2-6-7　患者流转在护理记录中的显示

2. 预检查 / 手术 / 介入的查询

【难点与经验】

预约检查查询可呈现 7 日内所有患者已完成预约的检查项目、已完成检查的项目。方便护士掌握患者检查信息。

【解决与分享】

（1）PDA 查询

登录 PDA →菜单→检查提醒→预约单→选择查询时间→显示所有患者已预约检查（图 2-6-8）。

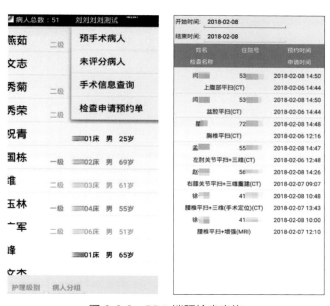

图 2-6-8　PDA 端预检查查询

（2）PC 端查询

登录 PC →护理任务→智能查询→预检查→选择查询时间→点击"查询"→显示患

者已预约检查（图 2-6-9 ～图 2-6-11P75）。

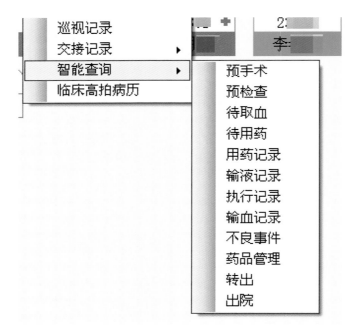

图 2-6-9　PC 端预检查 / 手术 / 介入查询

姓名	住院号	检查名称	预约时间	申请时间
李	76	立位腹平片	2019-07-05 08:40:00	2019-07-04 09:25:07
赵	76	胸部成人正侧位	2019-07-05 08:40:00	2019-07-04 14:12:39
贾	76	胸部小儿胸片	2019-07-04 16:19:00	2019-07-04 16:19:27
李	76	头颅平扫(CT)	2019-07-05 10:30:00	2019-07-04 09:25:30
谢	76	头颅平扫(CT)	2019-07-06 10:49:00	2019-07-05 09:55:26
闻	74	头颅平扫+冠扫+DWI+增强(MRI)	2019-07-04 09:40:00	2019-07-03 14:27:47
王	76	头颅平扫+冠扫+DWI(MRI)	2019-07-04 13:15:00	2019-07-03 15:58:43
宋	76	头颅平扫(MRI)	2019-07-06 08:00:00	2019-07-05 13:54:43
刘	76	头颅平扫+DWI(MRI)	2019-07-05 15:45:00	2019-07-05 14:43:18
赵	76	心脏彩超	2019-07-05 08:00:00	2019-07-04 14:51:27

图 2-6-10　PC 端预检查查询

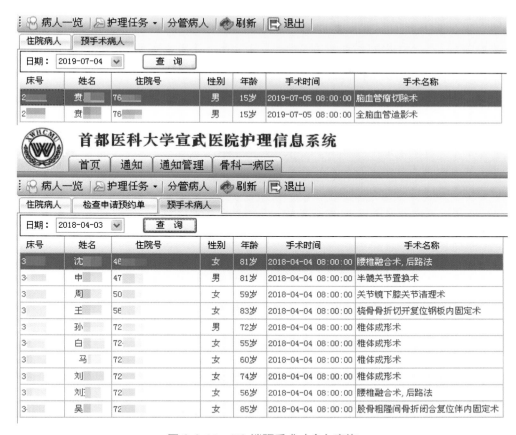

图 2-6-11 PC 端预手术 / 介入查询

3. 辅助检查预约的无纸化

【难点与经验】

患者流转轨迹包括患者入院、转入、手术、死亡、转出、检查、介入、出院的每一次进出病区，均涉及患者核对与身份识别，目前只有检查因涉及全院众多科室，尚未完成由信息进行的身份识别与确认。无纸化的实现，至少需要进行以下两方面的改进。

【解决与分享】

（1）取消纸质预约单

影像归档和通信系统将预约结果主动推送至相应系统方便护士接收查看。

（2）辅助检查科室应具备通过识别电子腕带进行患者身份识别的信息化功能。

4. 辅助检查的完整闭环

【难点与经验】

辅助检查的完整闭环不仅仅停留在病区护士执行的部分，在整个闭环中检查科室除去预约检查、生成传送报告外，还包括患者到达检查科室的核对接收。

【解决与分享】

（1）需要开通检查科室对患者身份识别的通道

影像归档和通信系统（picture archiving and communication systems，PACS 系统）需要能够支持扫描腕带识别患者预约的本次检查，完成核对。

（2）需要辅助检查科室技术人员的参与，而非仅仅是护士。

第七节　其他医嘱执行的闭环管理

本节所指的"其他医嘱"是前文提到的给药、输血、标本采集、辅助检查、手术、介入以外的医嘱，在"难点与经验分享"中详细介绍。

一、流程图

其他医嘱执行的闭环管理流程，见图 2-7-1。

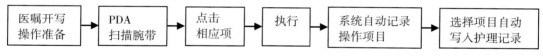

图 2-7-1　其他医嘱执行的闭环管理流程

二、实施路径

1. 此功能仅限于 PDA 端。

2. 登录 PDA →护理治疗类医嘱执行模块→扫描患者腕带→显示护理治疗类医嘱列表→选择本次执行的操作项目→实施操作→点击保存→系统自动记录（见 P77 图 2-7-2、见 P79 图 2-7-3）。

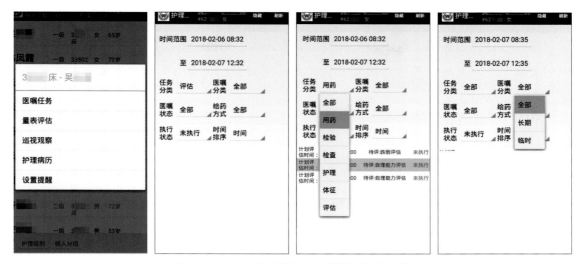

图 2-7-2 PDA 医嘱任务中按照不同条件查找

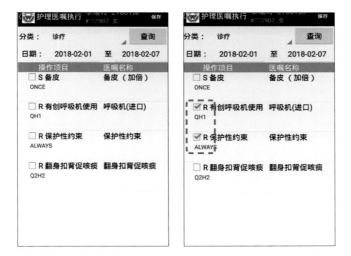

图 2-7-3 PDA 护理治疗类医嘱列表→选择本次执行的操作项目

三、智能提醒

此查询功能考虑到护理操作的落实需要在患者身边进行，目前仅限于 PDA 端，但也适合在移动推车上使用。按照项目查询与执行查询分别介绍。

1. 项目查询

查询路径与实施路径相同。扫描腕带后，界面即可显示该患者所有的此类医嘱项目列表，同时显示各项医嘱的执行频次及执行时间，检索到该患者需要完成的护理操作项目。

2. 执行查询

可在项目查询基础上进一步了解执行信息。显示此类医嘱项目列表后，点击某项医嘱后屏幕下方即可显示当日 0:00 至查询时此项医嘱的已完成的执行时间。

四、难点与经验分享

实现完整意义的闭环管理

【难点与经验】

此类医嘱的闭环管理与给药、输血、标本采集、检查／手术的闭环管理略有不同。给药、输血、标本采集的闭环管理需要与药品、血制品、检验标本相关联，且与检查／手术均涉及药师、技师、运送员工等其他工作人员，通过扫描药物标签、运送员工电子标识，每一步执行均在信息系统中留有动作痕迹。此类医嘱由护士独立完成，涉及环节少，但因为无药品、血制品、检验标本等执行载体，无法打印药物标签、检验标签等进行核对、扫描，当实施操作后系统中不能留痕，为此寻找了有别于扫描标签的其他方式，以记录此类医嘱项目的执行，实现闭环管理。

【解决与分享】

（1）归纳起来大约有 30 项，我们暂时统称护理治疗类医嘱（表 2-7-1）。

表 2-7-1　护理治疗类医嘱

序号	项目	序号	项目
1	有创／无创呼吸机使用	16	酒精擦浴
2	氧气吸入	17	冰袋降温
3	雾化吸入	18	冰帽降温
4	吸痰	19	冰毯机降温
5	口腔护理	20	温水擦浴
6	鼻饲	21	冷敷
7	洗胃	22	热敷
8	备皮	23	腹膜透析
9	会阴冲（擦）洗	24	血液透析
10	膀胱冲洗	25	连续静脉血液透析滤过
11	灌肠	26	连续静脉血液滤过
12	肛管排气	27	血液透析滤过
13	翻身	28	换药
14	翻身叩背促咳痰	29	新生儿抚触
15	轴线翻身	30	保护性约束

（2）扫描腕带→治疗类医嘱列表中选择本次执行的操作项目→实施操作→点击保存。

（3）实施的操作项目与执行时间自动写入医嘱执行记录。

（4）医嘱执行记录的操作项目可选择性写入护理病历，完成整个执行闭环。

第三章　结构化智能电子护理病历

第一节　框架结构

2010 年 4 月 1 日起施行的《电子病历基本规范》中明确了电子病历的概念。电子病历是指医务人员在医疗活动过程中，使用医疗机构信息系统生成的文字、符号、图表、图形、数据、影像等数字化信息，并能实现存储、管理、传输和重现的医疗记录，是病历的一种记录形式。

2014 年 1 月 1 日施行的《医疗机构病历管理规定（2013 年版）》明确了病案应当按照以下顺序装订保存：住院病案首页、入院记录、病程记录、术前讨论记录、手术同意书、麻醉同意书、麻醉术前访视记录、手术安全核查记录、手术清点记录、麻醉记录、手术记录、麻醉术后访视记录、术后病程记录、出院记录、死亡记录、死亡病例讨论记录、输血治疗知情同意、特殊检查（特殊治疗）同意书、会诊记录、病危（重）通知书、病理资料、辅助检查报告单、医学影像检查资料、体温记录、医嘱单、病危（重）患者护理记录。

由此可见，护理病历具有作为电子病历的一部分存在的合理性，是将护士工作体现在病历中的重要痕迹。手术清点记录、体温记录、病危（重）患者护理记录也就自然成为我们此次重点设计研发与实践的内容。

一、护理病历的框架结构

护理病历的框架结构，见 P81 图 3-1-1。

二、框架结构的几点说明

病重 / 病危护理记录被拆分成了病区、监护室、急诊抢救 3 个分支，是考虑到这三个地点均有可能存在病重 / 病危的患者，按照合并同类项的方法，三者之间最大限度地

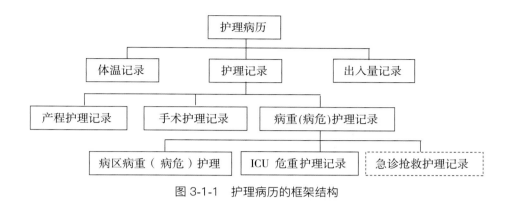

图 3-1-1 护理病历的框架结构

保持一致性，包括病历结构与内容两个方面，方便护士使用，也体现了管理的统一。病区护理记录是此次开发的基础，在此基础上急诊抢救护理记录除增加生命体征趋势图外，与之完全相同。

第一章中我们提到重症监护信息系统常单独于移动护理信息系统之外，也就是说监护室的护理病历是单独存在于重症监护信息系统中的。但不论是从护理病历组成，还是从以患者为主索引的信息系统建立这个趋势看，监护室护理记录属于移动护理信息系统作为记录部分的一分子都是有道理的，只是它更多地重视通过物联实现监测数据的实时采集与记录，更多的与移动护理的执行过程连接实现自动写入，观察记录内容更多更细，但结构内容与病区护理记录实现了很好的同质性。重症监护信息系统不应该仅仅包含护理内容，还包含医师工作需要使用的数据内容，因此常常独立成系统。

图 3-1-1 并未出现以往我们常用的入院评估、健康教育、出院指导、入监护室评估，有两方面原因：一方面《病历书写规范（2010 年版）》和《医疗机构病历管理规定（2013年版）》文件中并未包含上述内容，在 2010 年《卫生部办公厅关于在医疗机构推行表格式护理文书的通知》中明确阐述推行表格式护理文书，目的是减轻临床护士书写护理文书的负担，使护士有更多时间和精力为患者提供直接护理服务。另一方面上述内容实际上是在护理记录中的某一个或某几个时间点上的事件，应在整体中体现，不必单独设立记录表单，具体方法与内容会在之后详细介绍，这也是简化护理病历的一种体现，可以看作简洁化的一种设计。

图中 3-1-1 中的"出入量记录""产程护理记录""急诊抢救护理记录"在这里需要说明。依据国家《病历书写基本规范（2010 版）》出入液量属于病重（病危）护理记录的内容，并未单独提出，因此相关数据体可以现在体温记录和（或）病重（病危）护理记录；本次信息系统建设中虽然完成了出入量记录的设计且独立成页，但按照《病历书写基本规范（2010 版）》不必一定归入病历，供需要时在系统中查看。依据中华人民共和国卫生行业标准 WS445.1-2014《电子病历基本数据集第 1 部分：病历概要》中的助产记录要求，产程记录也纳入此次研发范围；急诊抢救患者的护理记录按照国家对门（急）病历管理规定并未涉及，但就护理连续性角度考虑进行了研发，对急诊抢救患者进行的护理记录未正式纳入病历。

三、病历的整体设计思路

结构化电子护理病历的开发之初，有必要弄清的一个重要的问题或概念是结构化。这一问题的解决或概念的明确，与电子护理病历的研发方向有着极其重要的关系。另一个与研发有着更密切关系的是设计者的管理思路，这一点比结构化更为重要。管理思路决定设计理念，设计理念引导研发方向。就设计之初的想法，以及之后经历的实践，我们一直秉承设计的安全性、科学性、简洁性，这正是我们此次的设计理念。

临床护理信息系统实际上是一个"执行＋记录"组成的完整护理工作过程，而护理病历所研发完成的就是记录的部分，也是执行与记录见的桥梁。

电子护理病历的研发绝不是将原有纸质病历照搬到系统中的简单过程，否则信息化的开发就显得苍白而不那么有必要了，尽管照搬纸质版是最简便的一种方法。研发中我们反复思考的是通过信息化手段，采用某种方式在使记录的内容体现护士工作专业性的同时，又能简化记录过程而提高书写效率。两者之间，简化书写过程实际上是简单的，而通过护理记录实现对护士工作的引领才是我们思考了很久最终解决的重要课题。

症状为主线串起的结构化护理病历是我们最终的答案，即此次研发的病历主框架，同时体现评估—计划—措施循环的护理程序的科学工作方法。症状的任意排列组合可以使其达到成千上万种记录结果，能够很好地诠释与体现不同患者病情护理、疾病特点、学科与专业特色；症状、生命体征、护理风险、健康史、社会生活状态等多方位评估，以及计划、措施的结构化书写方式，重要的是为护士的专业性搭建了一个基础平台，引导护士临床工作思维，同时节省了大量的书写时间。确定了这一主体框架结构，随之又产生了两个需要解决的又一个问题：哪些症状可以入选，哪些内容可以使用结构化。

症状入选的原则是护士能力所及与常用。分为主症状集合与子症状集合，用以解决伴随症状及症状重复与交叉的问题。这些会在稍后的章节中一一详细说明与展示。

在赵刚的《大数据技术与应用实践指南》中，按照数据结构，将数据分为结构化数据、半结构化的非结构化数据和无结构化的非结构化数据。结构化数据是存储在数据库里，可以用二维表结构来逻辑表达实现的数据。结构化数据的特点是任何一列的数据不可再细分，任何一列数据都有相同的数据类型。半结构化数据，是介于完全结构化数据和完全无结构的数据之间的数据，半结构化数据的格式较为规范，一般都是纯文本数据。半结构化数据管理维护较为方便，但获取、查询或分析数据时，需要通过某种方式解析得到每项的数据。结构化部分我们采取的是点击勾选固定语言的方式，此版本护理记录的结构化较高，勾选比例目前已占到整个护理记录的 86.3%。

结构化电子护理病历在整体结构上除分为评估—计划—措施外，还有一个重要的结构是填写录入界面与预览打印界面之分。填写录入界面方便护士的记录过程，预览打印界面便于护士在最小视野下获得最大阅读量，同时节省后续纸张使用，当后期我们实现了整个电子病历无纸化时，打印功能的使用也逐渐减少。

第二节　桥梁集合

以症状为主线串起的集护理评估—计划—措施循环的结构化护理病历即此次研发的病历主框架，在介绍整体使用前先将护理评估集合、护理计划集合、护理措施集合进行介绍，这三个集合的作用是为护士提供书写的素材，并可在集合中任意选择患者对应的病情和护理所需，保存后即可形成简洁、连贯的护理记录，因其连接了思考过程与记录结果，我们称之为桥梁集合。桥梁集合的建立还有一点重要作用是帮助护士建立临床工作思维。

一、护理评估集合

（一）集合组成

1. 框架结构

症状作为主线引导的结构化护理病历中护理评估的重点不仅仅是护理风险评估，更多的内容是整体的观察与评估，风险只是其中的重要部分。我们把整个护理评估归纳整理成几个模块分别叙述其结构与主要内容见 P84（图 3-2-1）。

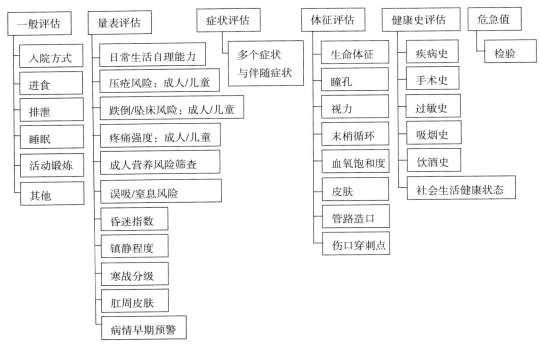

图 3-2-1　护理评估框架结构

2.一般评估集合

暂且称作一般评估，这部分包含 6 个主项：入院方式、进食、排泄、睡眠、功能锻炼、其他，与各自的次级项目组成的集合（表 3-2-1）。跌倒 / 坠床后的损伤描述需要手写，是非结构化的，其余均为结构化记录。

表 3-2-1　一般评估集合

主项目	次级项目
入院方式	□步行入院 □轮椅入院 □平车入院 □怀抱入院 □其他
经口进食	□能吃完订餐的大部分 □能吃完订餐的 1/2 □能吃完订餐的 1/3 □未进食 □按需母乳
排泄	□尿液 □粪便 □颜色性状正常
睡眠	□正常睡眠 □难以入睡 □多梦易醒 □失眠 □其他描述 □药物辅助睡眠
活动锻炼	内容：□坐起 □下地站立 □床旁活动 □自由行走 □器具辅助 □良肢位摆放 □踝泵运动 □患侧肢体运动 □手术体位锻炼 □不自主运动 帮助：□独立完成 □协助完成 程度：□完成计划的全部 □完成计划的大部分 □完成计划的 1/2 □未完成计划
其他	跌倒 / 坠床损伤描述

入院方式中的怀抱入院主要是用于儿科的婴幼儿或儿童患者。另有两处略有特色的是经口进食、活动锻炼：护士对经口进食的记录在这组设计中未局限在饮食的类型上，因饮食类型可在医嘱中获得，护士不必重复书写，但考虑到诸如心肌梗死等疾病、压疮风险中对营养的评估、康复状况等多种情况与进食量有关，特别设置了不同程度的进餐量选择；活动锻炼之前仅包含功能锻炼的一层含义，涉及患者人群较小，然而所有住院患者不论是术后的康复、血栓的预防，还是良肢位的摆放，都需要住院期间的运动锻炼，所以特别做了名称上的调整与内容上的扩展。

3. 量表评估集合

图 3-2-1 中，量表评估集合中并没有直接使用量表的名称而是显示了评估的内容，以不至于之后常随量表更换而更名。这部分集合实际包含两方面内容：风险评估与非风险评估。

风险评估的项目是我们非常熟悉的，包括成人/儿童压疮风险、成人/儿童跌倒/坠床风险、窒息/误吸风险、成人营养风险筛查，分别对应的是《Braden 压疮评估量表/BradenQ 儿童压疮评估量表》《约翰·霍普金斯大学跌倒评估量表/儿童跌倒风险评估量表》《洼田饮水试验》《成年住院患者营养风险筛查表（NRS2002）》。

非风险评估这方面包括日常生活自理能力、成人/儿童疼痛强度、昏迷指数、镇静程度、早期预警等，分别对应《Barthel 指数评定》《数字评分法（NRS）/Wong-Baker 面部表情疼痛分级量表评分/FLACC 量表》《格拉斯哥昏迷指数》《RASS 评分》《NEWS 评分》等 10 余个量表。早期预警使用的 NEWS 评分常在急诊患者中使用（图 3-2-2）。

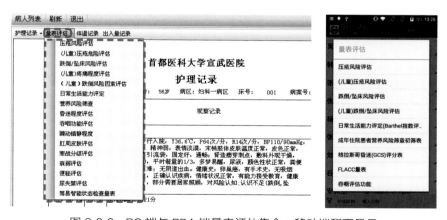

图 3-2-2　PC 端与 PDA 端量表评估集合，移动端翻页显示

4. 症状评估集合

症状评估或症状观察是由若干症状组成的集合（见 P86 表 3-2-2）。除发热、腹胀、乏力、

心慌、出汗、视物不清，其余主症状均包含子级症状，共 121 个，每个主症状包含的子级症状数量平均 5.12±2.45 个。采用清洁页面技术，子级症状初始界面为隐藏状态，点击主症状后展现。北京市医管局护士规范化培训教材中 90% 的症状入选此集合，但仅占本组护理记录症状总量的 64.29%。

表 3-2-2　症状评估集合

主症状	子级症状
发热	体温_____℃
疼痛	强度_____分、部位描述、持续时间描述、□影响日常生活、□影响情绪、□影响行走、□影响睡眠
呼吸困难	□喘憋、□端坐呼吸、□张口呼吸、□胸闷、□发绀
咳嗽咳痰	□咳嗽无痰、□咳嗽伴咳痰、□咳血性痰、□自主咳痰、□被动咳痰、□吸痰、□痰液黏稠度（□Ⅰ、□Ⅱ、□Ⅲ）
心悸	□持续时间描述、□胸痛、□冷汗、□多汗、□胸闷
尿频/尿急/尿痛	□尿频、□尿急、□尿痛
少尿/无尿/多尿	尿量_____ml
尿失禁	□持续性溢尿、□间歇性溢尿、□急迫性溢尿、□压力性溢尿
排尿困难	□排尿费力、□排尿不尽感、□尿潴留
血尿	□鲜血尿、□洗肉样血尿、□尿后带血
腹泻	□水样便、□稀便、□不成形便
便秘	□粪便干结伴排便困难、□排便不尽感
便血	□粪便表面带血、□便后滴血、□鲜血便、□暗红色血便、□柏油样便、□脓血便
阴道出血	□接触性阴道出血、□不规律阴道出血、□月经前后阴道点滴出血、阴道出血量_____ml
恶露	□血性恶露、□浆液性恶露、□白色恶露
恶心呕吐	□恶心、□上腹部不适、□喷射性呕吐、□呕吐、□呕吐物性质（描述）_____、呕吐量_____ml
眩晕	□眩晕伴耳鸣（□左/□右）、□眩晕伴听力减退（□左/□右）、□眩晕伴复视（□左/□右）、□体位改变后眩晕、□睁眼眩晕
运动障碍	□左上肢肌力（□0/□1/□2/□3/□4/□5级）、□左下肢肌力（□0/□1/□2/□3/□4/□5级）、右上肢肌力（□0/□1/□2/□3/□4/□5级）、□左下肢肌力（□0/□1/□2/□3/□4/□5级）、□不随意运动、□局部肌肉抽搐、□眼睑闭合不全
言语障碍	□构音障碍、□言语不清、□理解障碍、□表达不准确、□表达不流利、□找词困难、□命名性不能
感觉障碍	□痛温触觉减退、□麻木、□听力下降、□复视、□视力下降、□视物不清、□失明、□共济失调、□感觉缺失、□肢体忽略、□患肢痛
吞咽困难	□声音嘶哑、□饮水呛咳、□进食时需大量饮水助干食下咽、□进半流食难以下咽、□进食流食难以下咽、□吞咽疼痛

主症状	子级症状
认知功能障碍	□记忆力减退、□计算力减退、□定向力障碍
意识障碍	□嗜睡、□昏睡、□浅昏迷、□中昏迷、□深昏迷、□睁眼昏迷、□谵妄
癫痫发作	□意识模糊、□意识丧失、□全身强直、□头向后仰、□口吐白沫、□流涎、□双眼上翻或斜视、□四肢挛性抽搐、□发作后意识恢复、□持续时间
其他症状	□寒战、□腹胀、□乏力、□心慌、□无力、□畏光流泪

5. 体征评估集合

体征作为客观检查到的改变，对于护士而言涉及项目不多（表 3-2-3）。体征评估集合中有三处可以按照固定模板与顺序描述的内容，将在难点与经验分享部分详细说明。

表 3-2-3　体征评估集合

主项目	次级项目
生命体征	T__℃、P__次 / 分、R__次 / 分、BP__mmHg；肢体末梢动脉搏动__次 / 分；
瞳孔	□双侧瞳孔等大等圆、□对光反射灵敏、□直径____mm、两侧不等大（左____mm、右____mm）、□散大（□左 / □右）、缩小（□左 / □右）、□对光反射不灵敏（□左 / □右）、□对光反射消失（□左 / □右）
血氧饱和度	____%
皮肤	压疮：按照固定模板与顺序描述
	皮肤破损：描述
	肿胀：描述
	皮疹：描述
	皮肤黏膜出血：描述
	黄疸：□皮肤黄染、□巩膜黄染、其他描述
末梢肢体循环	皮肤温度：□正常、□凉
	皮肤颜色：□正常、□发绀、□苍白、其他描述
管路与造口	管路名称：□经、口气管插管、□经鼻气管插管（□左 / □右）、□气管切开、□深静脉置管、□动脉置管、□经外周静脉置入中心静脉导管、□鼻胃管、□鼻肠管、□胃肠减压、□尿管、□引流管
	引流方式：□接无菌引流袋、□接无菌瓶、□接缓冲负压吸引、□接直接负压吸引、□抽吸、□夹闭、□包扎
	护理效果：□经口气管插管距门齿____cm、□经鼻气管插管距鼻____cm、□内置____cm/ 外留____cm、□ PICC 导管尖端位置描述、□固定良好、□通畅、□引流量____、□引流性质____、□周围皮肤____、□拔除管路完整、□拔除管路不完整描述、□非计划性拔管
伤口与穿刺点	部位：描述
	敷料外观：□敷料外观干燥、□敷料外观可见血性渗出、□敷料外观可见浆性渗出、□敷料外观可见鲜血渗出
	穿刺点局部：□穿刺点周围血肿、□穿刺部位瘀斑

6. 健康史评估集合

将相关病史、过敏史、手术史、吸烟史、饮酒史、社会生活健康状态归为这一集合（表 3-2-4）。相关病史结合护士的工作只列出了常见的几个疾病类别方便住院期间的护理照护。

表 3-2-4　健康史评估集合

主项目	次级项目
相关病史	□否认、□高血压、□冠心病、□糖尿病、□脑梗死、□癫痫、□其他描述＿＿＿
过敏史	□否认、□不详、□药物（青霉素类、磺胺类、头孢类、其他描述＿＿＿）、食物描述＿＿＿
手术史	□无、□有
吸烟史	□无、□吸烟＿＿＿支／天、□已戒烟
饮酒史	□无、□酗酒＿＿＿两／天、□已戒酒
社会生活健康状态	□对疾病的认识、□情绪、□教育接受能力、□健康行为执行能力、□居家照顾

社会生活健康状态包括了对患者心理与社会的评估（表 3-2-5）。心理评估往往会使用到"焦虑、恐惧"这样的词汇描述结果，此次设计过程中考虑到这些词需要有一定的更专业的量表评估，并且更偏重于需要医师进行诊断，因此并没有在病历中出现。而是使用了"情绪"一词，希望更接近护士能力所及的判断。

表 3-2-5　社会生活健康状态评估集合

主项目	次级项目
对疾病的认识	□正确认识疾病、□不理解疾病、□不能正视疾病、□隐瞒疾病
情绪	□正常、□紧张、□激动、□其他
教育接受能力	□有能力接受教育、□无能力接受教育
健康行为执行能力	□健康行为全部执行、□健康行为部分执行、□健康行为不执行
居家照顾	□不需要、□部分需要、□完全需要

7. 危急值

危急值的范围远不止于检验部分，考虑到病理、放射等诸多危急值与护士工作内容与侧重点的关系，移动护理暂时仅与检验信息系统进行了接口，实现可以自动提取写入护理记录。

（二）写入路径

护理评估集合作为整个结构化电子护理病历中的评估部分，写入路径分三类：量表评估写入、非量表评估写入与危急值写入，非量表评估写入包括了一般评估、症状评估、体征评估、健康史评估。

1. 量表评估写入路径

登录移动护理→选择患者→点击量表评估模块→点击评估项目→逐项勾选相关因素→自动计算总分（部分评估带有临床决策支持功能，同步生成对应护理计划与措施）→分值导入体温记录和护理记录→带有临床决策支持功能的量表其护理计划、护理措施同步自动写入护理记录。

（1）压疮风险评估为例

勾选量表中相应危险因素后直接生成对应计划与压疮预防护理措施，自动计算得出的评分同步写入体温记录和护理记录，直接生成的计划与措施保存后自动写入护理记录，实现压疮风险的临床护理决策支持。设计理念：①对于"完全受限""部分受限"等各因素的解释说明勾选项目后直接显示，方便阅读判断；②每个存在的风险因素等都有预先设有的措施对应关系，勾选"完全受限"等风险即直接显示对应护理措施。考虑到实际情况患者可能同时存在压疮又需要预防压疮，因此压疮预防与压疮护理可被同时选中（图 3-2-3、图 3-2-4P90）

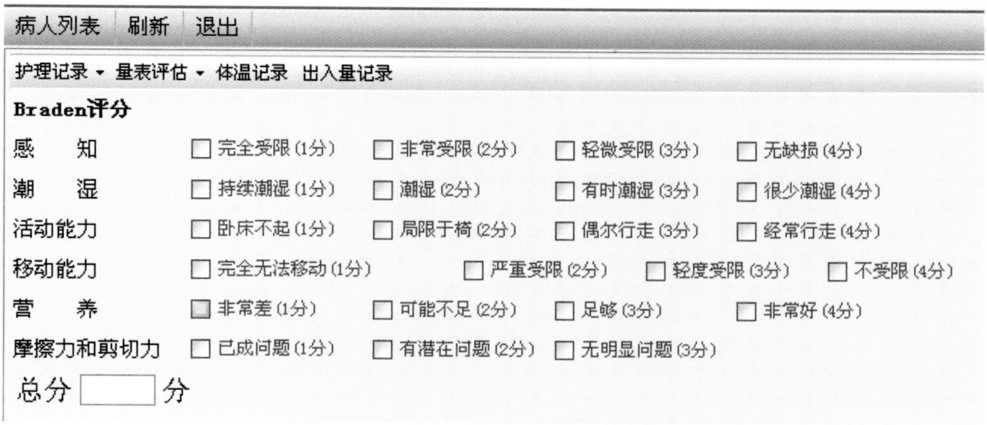

图 3-2-3　量表评估→压疮风险评估

（2）日常生活自理能力评估为例

勾选量表中相应项目后直接生成对应计划与措施，省去计划与措施的人为判断，保存评分自动写入体温记录和护理记录，计划与措施自动写入护理记录。实现日常生活自理能力评估的临床护理决策支持。P90 表 3-2-6 显示部分日常生活自理能力评估选项与自动生成的措施之间的对应关系。

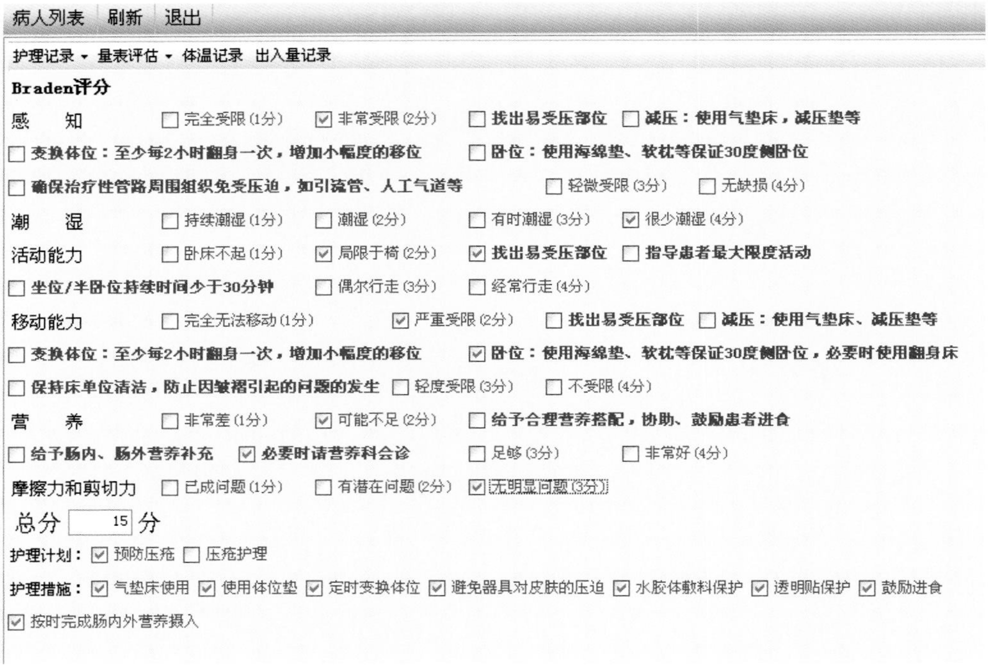

图 3-2-4　勾选具体压疮风险因素→自动计算分值、预防计划、预防措施

表 3-2-6　部分日常生活自理能力评估选项与自动生成的措施之间的对应关系

项目	评估因素	对应措施
进食	可独立进食（在合理的时间内独立进食准备好的食物）	—
	需要部分帮助（之前叙述的某个步骤需要一定帮助）	协助进食 / 水
	需极大帮助或完全依赖他人；鼻饲；禁食	
洗澡	准备好洗澡水后可以独立完成	—
	在洗澡过程中需他人帮助	擦浴或协助淋浴
穿衣	可独立完成	—
	需部分帮助	协助更衣
	需极大帮助或完全依赖他人	
大便控制	可控制大便、造口患者自行更换造口袋	—
	偶尔失控、造口患者部分依赖护士更换造口袋	会阴清洁
	完全失控、造口患者完全依赖护士更换造口袋	更换造口袋
……	……	……

（3）昏迷程度评估为例

暂未进行临床决策支持的系统设计，此类量表只评估程度，没有做出措施的选择（图 3-2-5P91）。

格拉斯哥昏迷评分

睁眼

☐ 自发睁眼(4分)：可以通过一看二叫三刺激方法

☐ 语言刺激睁眼(3分)

☑ 疼痛刺激睁眼(2分)：疼痛刺激可采用压眶、压甲床、压胸骨等部位进行

☐ 无睁眼(1分)

语言

☐ 正常交谈(5分)：用患者熟悉的语言进行交流，时间，地点，任务，定向都完好

☑ 语言错乱(4分)：用患者熟悉的语言进行交流，所问非所答，有可能反复或重复

☐ 只能说出(不适当)单词(3分)

☐ 只能发音(2分)

☐ 无发音(1分)

运动

☐ 按吩咐动作(6分)

☐ 对疼痛刺激定位反应(5分)：说明疼痛刺激后，肢体可移向刺激部位

☑ 对疼痛刺激躲避反应(4分)

☐ 异常屈曲(去皮层状态)(3分)：疼痛刺激后呈去皮状态：上肢屈曲，下肢伸直

☐ 异常伸展(去脑状态)(2分)：疼痛刺激后呈出去脑强直状态：上、下肢伸直

☐ 无反应(1分)

总分 `10` **分**

图 3-2-5　昏迷程度评估

2. 非量表评估写入路径

登录移动护理→选择患者→点击护理记录→点击"新增"→点击"评估"/"计划"/"措施"→勾选相应主项→展开次级项目并勾选→保存→系统仅保留已勾选症状项目滤去未填写的空白项目并按照预先设计的符合逻辑的固定语序自动显示在预览界面。

3. 危急值写入

登录移动护理→选择患者→护理记录→新增→评估→点击"检验危急值"→点击"导入：检验报告"→勾选相应检验报告中危急值项目→生成→导入并返回（图 3-2-6、图 3-2-7P92）

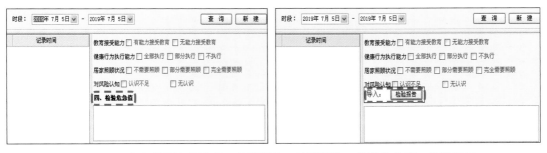

图 3-2-6　危急值写入的路径：护理记录→护理评估→检验危急值→检验报告

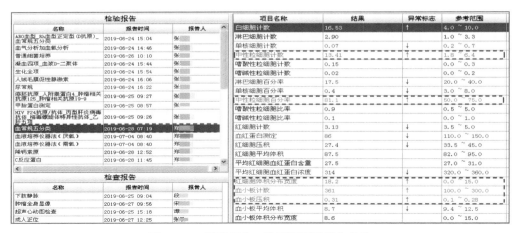

图 3-2-7　检验报告→选择所需检验危急值

（三）智能写入

如体温记录、护理记录中的量表评估、症状评估结果几乎均采用了智能写入的方式（图 3-2-8、图 3-2-9）。

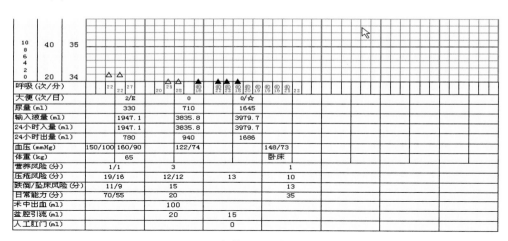

图 3-2-8　写入体温记录的量表评估结果

护理记录

姓名　巧　性别　女　年龄 56 岁　病区　妇科一病区　　　床号　　01　病案号　　067

日期	时间	观察记录	护士签字
2017-06-24	10:38	压疮风险评估 16 分	迪
2017-06-24	10:38	护理措施：定时变化体位，避免器具对皮肤的压迫，鼓励进食	迪
2017-06-24	10:38	跌倒/坠床风险评估 13 分	迪
2017-06-24	10:39	日常生活能力评定 70 分	迪
2017-06-24	10:40	护理计划：日常生活自理能力护理	迪
2017-06-24	10:40	护理措施：协助更衣，协助如厕，协助移动，协助行走	迪
2017-06-24	10:40	营养风险筛查 3 分	迪

图 3-2-9　量表评估保存后自动写入护理记录

（四）难点与经验分享

【难点与经验】

1. 症状的界定与选择：

症状的界定决定着我们症状选择的范围，《诊断学》中症状是主观感受到不适或痛苦的异常感觉或某些客观病态感觉。最容易相混淆的另一概念是体征，体征是客观检查到的改变。

【解决与分享】

（1）明确症状与体征的概念。

（2）症状以外的评估归属

不属于症状但又是护士需要观察评估的内容，按照各自的概念所属范围归入相应评估模块。比如血压异常、血糖异常按照症状的定义不适宜放入症状模块，但其异常所反映出的头晕、乏力等伴随症状可在症状中找到，血压呈现的具体数据归入体征模块填写即可；血糖测量结果属于检验范畴；再如腹水的观察考虑到不适合护士独立完成未直接纳入集合。

（3）少而精的症状

无论是《诊断学》还是内、外、妇、儿等专业书籍所涉及的症状远大于本组集合，但包含所有症状也确实并不现实，且一部分症状也非护士能力所及，因此，在选入集合的过程采用了德尔菲专家咨询，并在呼吸内科、普通外科、神经内外科、康复科等多个学科与病区进行了为期半年的试用后确定，包括伴随症状的选择。

【难点与经验】

2. 体现患者多样性与不同专业特点。

【解决与分享】

（1）自由选择评估内容

依据患者实际病情，在所有选项中任意自由排列组合症状、体征、风险、基本情况、健康史来实现突出护理学科特色、突出不同专业特点、突出患者个性化情况。按照排列组合公式，仅结构化选项的主症状就可达到最小 31 种至最大 C_{31}^{31} 种组合，加之子级项目及留有的手工书写功能，完全适用于所有患者与疾病分组。

症状、体征等是任何疾病都存在的临床表现，有特异性症状如癫痫发作时的表现，也有多种疾病相同症状、体征的情况，诸如发热、疼痛是很多疾病都会有的。护士的工作是观察与客观记录，因此观察记录症状、体征、健康状况、自理能力、管路伤口等，既符合护士工作特点，也符合患者特点。

将护理记录分作内科、外科、神经科三种护理记录的阶段中，每种记录又按照呼吸、循环、运动等系统分出填写内容，每种记录能够体现不同疾病或专业特点。然而在这一时期使用中最大的问题是患者同时存在内科、外科或神经科疾病时如何选择护理记录的种类，同一时间同时使用两张以上护理记录显然行不通，只有增加每张记录的内容，结果造成三种记录内容大量雷同。另外在一种记录中区分临床表现所属的系统对护士也是极难的，比如头晕，护士很难判断是神经系统还是循环系统造成的，书写时不宜选择。整合是最好的解决。

（2）自由选择计划与措施

即便症状相同的患者，由于个体差异，计划的制订也会有所不同。有了计划集合与措施集合，护士可以一个范围内进行选择，不同的排列组合形式产生不同的计划，这样能够展现对患者的个性化护理。

【难点与经验】

3. 减少护理记录种类。

【解决与分享】

对原有的各种护理记录进行比较，发现不少种类的护理记录可以看作是患者不同阶段的记录，不同时间点的记录完全有可能和有必要整合，另外不同患者又存在跨学科或专业的疾病，因此在归类与综合后进行了三重整合用以解决这一问题。

（1）入院评估、生命体征记录、介入术后观察记录、癌痛护理记录、健康教育、出院指导是患者住院期间不同时间阶段需要完成的工作，相应记录内容加上记录时间即可表示，无须生成单独记录表单。

（2）不同学科或专业多种护理记录合一，实现全院所有普通病区、科室完全使用同一种护理记录。这一点已在前面多次提到。评估内容的随意组合，可以很好地满足不同患者的观察需要。

（3）实现将原有普通患者的护理记录与病危病重护理记录合并，所有普通病区使用。普通患者与病重病危患者护理记录上的很大差异实质上在于记录频次与项目的多少，记录频次由护士依据患者实际情况决定，项目内容的多少在整个护理病历集合中涵盖体现。填写录入与预览界面显示为"护理记录"，按照《医疗机构病历管理规定（2013 年版）》病历内容上的要求，正式进入病案的只需病危（重）护理记录，因此，我们在打印时通过"打印"按键实现二者之间的切换，这一点在后续的"病区护理记录"部分会详细介绍。一段时间尝试着普通患者不再书写护理记录，目前非病危（重）期间的记录只留存在系统中不作打印、不入患者病案。

【难点与经验】

4. 评估观察引导专业深入

【解决与分享】

（1）整个评估集合承担专业引导

整个的评估集合正如框架结构中涉及的几方面，在整个护理工作过程从病情观察监护、心理、康复、社会生活各个角度引导扩展护士评估的广度，并将逐步深入。

（2）给出描述的语言公式引导观察

护士按语言公式的顺序内容逐项记录，不涉及项目不做填写系统可自动滤去，随着专业的深入，公式的内容与深度会逐步变化。

①压疮描述顺序与内容的语言公式：（　）部位、大小（　）cm×（　）cm、皮肤颜色、（　）×（　）cm 水泡、有渗液、敷料覆盖时外观可见渗出 / 敷料覆盖时外观未见渗出。

②管路与造口描述顺序与内容：名称 + 引流方式 + 护理效果（内置 / 外留长度、固定、通畅、引流性质量、周围皮肤、拔除完整性）。

③伤口与穿刺点描述顺序与内容的语言公式：敷料外观干燥、敷料外观可见血性渗出、敷料外观可见浆性渗出、敷料外观可见鲜血渗出、穿刺点周围血肿、穿刺部位瘀斑。

（3）给出观察效果选项引导护理深入

例如，压疮与预防护理效果勾选：压疮局部保持未受压、气垫床充气良好、30°翻身体位效果好、体位垫协助变换体位效果好、足跟悬空、预防压疮局部已减压、预防压疮处皮肤正常，等等。

【难点与经验】

5. 评估中的临床决策支持

【解决与分享】

（1）临床决策支持系统（CDSS）将护理评估与护理计划、措施智能化连接。

（2）护理评估与护理计划、措施的智能关联对照关系需预先设定，将评估过程中存在的风险因素或问题项目与计划、措施一一对应，由信息系统处理与计算后自动判别显示，完成护理决策。

二、护理计划集合

护理计划集合如下，其中巡视与生命体征监测有子级选项可展开。

"入院介绍、巡视（随时 / 每 1 小时 / 每 2 小时 / 每 3 小时）、生命体征监测（每日监测 1 次 / 每日测量 2 次 / 每日监测 3 次 / 每日监测 4 次 / 每日监测 6 次 / 每 8 小时监测 /

每 6 小时监测 / 每 4 小时监测 / 每 2 小时监测 / 每小时监测 / 每 30 分钟监测 / 每 15 分钟监测）、病情观察、管路护理、造口护理、人工气道护理、功能锻炼、体位调整、疼痛护理、日常生活自理能力障碍护理、皮肤护理、压疮护理、预防跌倒、预防坠床、跌倒护理、坠床护理、围手术期护理、危急值观察、用药指导、辅助检查指导、保护性约束、患者 / 家属教育、出院指导"。

三、护理措施集合

护理措施集合除个别项目外均有子级选项可展开（表 3-2-7）。护理计划与护理措施中部分内容相似，如"入院介绍"，并不是简单重复，而是所代表的意思不同。一个是计划的内容，一个是实际完成的措施。

表 3-2-7　护理措施集合

主措施	子级措施
入院介绍	
日常生活自理能力障碍护理	协进食 / 水、口腔护理、擦浴、洗漱、更衣、会阴清洁、协助如厕、人工协助排便
局部皮肤保护	保护剂涂抹肛周、保护剂涂抹会阴部、油纱保护眼部黏膜
预防压疮	气垫床使用、水胶体敷料保护、透明贴保护、使用体位垫
预防跌倒	风险标识使用、提供合适的病员服、提醒穿着防滑鞋、教会患者活动中借助辅助用具、提示影响跌倒的环境因素、使用床档、床面降至最低、留有家属
预防坠床	风险标识使用、教会患者活动中借助辅助用具、提示影响坠床的环境因素、使用床档、床面降至最低、留有家属
压疮护理	压疮部位、水胶体敷料保护、泡沫敷料保护、未破溃水泡透明贴保护、水泡内液体无菌注射器抽取、局部减压、气垫床使用、清洁创面、无菌辅料覆盖
非计划拔管处理	通知医生、重新置管、病情观察、辅助检查
跌倒处理	安置于病床、通知医生、通知家属、损伤局部换药
坠床处理	安置于病床、通知医生、通知家属、损伤局部换药
管路护理	穿刺点换药、活动时避免牵拉、穿刺点培养、管头培养、贴膜固定、胶布固定、高举平台固定、更换引流袋、更换引流瓶
造口护理	周围皮肤涂保护膜、贴膜保护周围皮肤、更换造口袋
人工气道护理	寸带固定、固定器固定、气囊压力、插管深度
调整卧位	左侧卧位、右侧卧位、30°侧卧位、半卧位、坐位、平卧位、随意卧位
肺部物理治疗	扣背、清理口鼻腔分泌物、吸痰、使用仪器震动排痰
功能锻炼	良肢位摆放、指导功能锻炼

续表

主措施	子级措施
用药指导	—
饮食指导	—
饮水憋尿	—
出院指导	出院手续办理、出院用药指导、专科指导、复诊指导

四、健康教育集合

健康教育相对患者的整个教育而言只是其中的一部分，对于住院患者，除健康教育以外还包含了入院介绍、安全教育、相关诊疗护理流程、作息要求、探视陪住管理规定、出院介绍等。护理工作中常常容易将这些当作健康教育。我们将健康教育所在模块定义为患者教育，分为健康教育、诊疗配合、安全教育、住院帮助4个指导板块（图 3-2-10）。

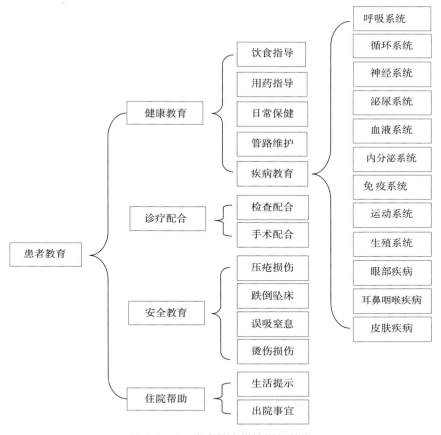

图 3-2-10　患者教育模块框架结构

健康教育是针对患者健康而言，包括患者的知、信、行，在这个健康教育集合的设计中，每个内容尽可能做到简洁而量化，每句话都有具体的指导内容，使护士的指导有实际意义而非苍白空泛，同时与现行的医院《疾病护理常规》实现融合，实现以《疾病护理常规》为源头的同质性教育，提高制度编写质量、护士教育质量与效率，贴近患者教育需求，体现护理管理的价值与临床护士的价值。健康教育架构与内容举例，见表3-2-8。

表 3-2-8　健康教育框架与内容举例

二级项目	三级项目
饮食指导	普食、软食、半流食、流食、禁食、饮水、糖尿病饮食、高热量饮食、低热量饮食、高蛋白饮食、低蛋白饮食、低脂饮食、低胆固醇饮食、低盐饮食、低盐低钠饮食、高膳食纤维饮食、少渣饮食、无渣饮食、少油饮食、高碳水化合物饮食、低嘌呤饮食、高钾饮食、低钾饮食、高铁饮食、高钙饮食、高锌饮食、增加碱性食物、限制碱性食物、限制易过敏食物、试验饮食
用药指导	抗菌药物、降糖药物、降压药物、激素类药物、甲状腺素、抗癫痫药物、帕金森用药、抗凝血/抗血小板药物、促胃动力药、胃黏膜保护剂、泻药、止泻药、镇痛药物、催眠药物、吸纳器吸入、压缩雾化吸入、自我用药、特殊剂型药物、晚间服用药物、联合用药
日常保健	改变嗜好、个人卫生、睡眠休息、身体锻炼、自我管理、排便管理、情绪管理、家庭防护、血栓预防、避免增压、疼痛缓解
管路维护	通畅无菌、管路固定、管路保护、管路更换
疾病教育	呼吸系统、循环系统、神经系统、泌尿系统、血液系统、内分泌系统、免疫系统、运动系统、生殖系统、眼部系统、耳鼻咽喉系统、皮肤系统

以软食、高蛋白饮食、低热量饮食列举示意对患者的饮食指导，具体说明食物种类、营养素含量，见表3-2-9。

表 3-2-9　饮食指导举例

二级项目	三级项目	教育内容
饮食指导	软食	指易消化、易咀嚼、质软、少纤维素 ➢ 主食：软米饭、馒头、饺子、馄饨、面条、软点心 ➢ 豆类：豆浆、豆腐、豆腐脑、豆腐丝 ➢ 蔬菜：粗硬纤维较少的蔬菜，如南瓜、冬瓜、西红柿、黄瓜、菜花、土豆、嫩菜叶等切碎制软 ➢ 水果：果汁、果泥、去皮水果如香蕉、苹果、梨、桃、西瓜 ➢ 肉类：鸡肉、鱼类、虾、肝、猪/羊肉等肉丝、肉末、肉丸、肉卷等 ➢ 蛋类：除高温油炸以外的做法均可 ➢ 乳类：牛奶、酸奶
	高蛋白饮食	指 1.5～2g/（kg·d），以下推荐食品蛋白质含量单位：g/100g ➢ 黄豆35.1，鸡19.3，虾18.6，鱼16.6，鸭15.5，鸡蛋12.8，牛奶3.0
	低热量饮食	➢ 限制脂肪的摄入，尤其是动物性脂肪和胆固醇 ➢ 牛奶、豆浆、鸡蛋、藕粉、蛋糕、巧克力及甜食等为高热量食品 ➢ 可选用能增加饱腹感的食物，如粗粮、蔬菜、豆类等

以降糖药物、甲状腺素、吸纳器吸入、自我用药列举示意对患者的用药指导，具体说明用药时间、剂量、补救措施、方法，见表 3-2-10。

表 3-2-10　用药指导举例

二级项目	三级项目	教育内容
用药指导	降糖药物	1．口服 ➤ 磺脲类：促胰岛素分泌药，餐前半小时服用（格列苯脲 / 格列齐特 / 格列吡嗪等） ➤ 双胍类：抑制肝糖原的分解，增加胰岛素在外周组织（如肌肉）的敏感性，餐中或餐后服用（二甲双胍 / 格华止等） ➤ α - 糖苷酶抑制药：延缓葡萄糖的肠道吸收，同第一口饭咀嚼咽下（阿卡波糖等） 2．注射 ➤ 门冬胰岛素起效快，餐前 5 分钟注射，其他胰岛素应餐前 15 ～ 30 分钟注射 ➤ 甘精胰岛素根据血糖测定结果，每日一次在固定时间注射 ➤ 对鱼精蛋白（鱼、虾）过敏者，慎用含精蛋白成分的胰岛素注射液
	甲状腺素	1．早餐前空腹顿服。如漏服，应服用双倍剂量直至补足全部漏服剂量 2．与维生素、滋补品间隔 1 小时 3．与含铁、钙食物或药物间隔 2 小时 4．与奶、豆类食品间隔 4 小时 5．与考来烯胺或降脂树脂间隔 12 小时
	吸纳器吸入	余气吐净，深吸气吸入，延长屏气时间
	自我用药	1．眼部用药：固定上眼睑，轻拉下眼睑，距眼睑 1 ～ 2cm 滴入，先眼药水后眼药膏，先抗菌药再营养药后散瞳药 2．耳部用药：向上向后轻拉耳郭，顺耳后壁滴入 3 ～ 5 滴，并轻按捺耳屏数次 3．鼻腔用药：仰卧头低位滴入药液，轻捏鼻翼，5 ～ 10 分钟后正常体位 4．胰岛素注射（略） 5．用药监测（略）

以日常保健中两个列举示意对患者日常保健的指导，具体说明方法与行动，见P100 表 3-2-11。

表 3-2-11　日常保健指导举例

二级项目	三级项目	教育内容
日常保健	改变嗜好	控烟 ➤ 事前定下一个戒烟日期 ➤ 多食碱性食物容易戒烟（豆腐、豌豆、大豆、绿豆、油菜、芹菜、西瓜、草莓、香蕉、苹果、梨、牛奶），一日三餐以水果或水果汁为主食，少吃肉、鱼、鸡类食物 ➤ 不喝咖啡和其他酒类，以及辛辣食物 ➤ 避免和烟瘾重或吸烟人群在一起 ➤ 想吸时做有节奏的深呼吸，尽可能延迟点烟的时间 ➤ 每顿饭后不在饭桌上闲坐，寻找一些可以做的事情去做 ➤ 睡觉前散一次步做一次深呼吸，比平时提早一点时间上床休息 2 天没有吸烟，会引起头痛、口干、咳嗽、刺痛感、焦虑或抑郁、腹泻或便秘等种种不适症状。除毅力外，可选择喜欢的运动项目、洗热水澡，多喝果汁、开水，菊花茶或茉莉花茶，同时让自己的精神放松 ➤ 为自己选择戒烟而骄傲
	血栓预防	1. 踝泵运动 ➤ 踝屈：脚尖缓慢下压，至最大限度时保持 10 秒； ➤ 背伸：下肢伸展，缓慢勾起脚尖，尽量使脚尖朝向自己，至最大限度时保持 10 秒 ➤ 每次 3 ～ 5 分钟，每天 5 次或依据具体情况增减 2. 抬高下肢：休息或卧床时下肢抬高 30°～ 40°，坐位＜ 30 分钟，不跷二郎腿 3. 穿弹力袜 ➤ 穿着时间：每天早晨下床前穿上，晚上睡觉时脱掉，坚持使用 3 个月以上 ➤ 腿长型弹力袜穿着方法 　◇ 穿袜前先洗脚、修剪脚趾甲和老皮，以免划伤袜子 　◇ 仔细区分袜子的左、右脚，这很重要，确保三角缓冲绷带在大腿内侧股动脉上；防滑带位于臀沟，使之平滑 　◇ 足跟与弹力袜跟部合贴为合适的穿着，压力突变处位于腘窝以下 2.5 ～ 5cm 　◇ 穿好后的弹力袜要抚平，不能有褶皱 　◇ 可持续穿着，每天检查 2 次皮肤 ➤ 膝长型弹力袜穿着方法 　◇ 足跟与弹力袜跟部的合贴，平整穿至腘窝下 ➤ 弹力袜清洗方法： 　◇ 冷水（＜ 30℃）正常手洗或机洗，机洗时请放入洗衣网内设置温和的洗涤程序 　◇ 不可使用漂白剂 　◇ 挂晾或平放晾干，不能烘干，避免太阳直晒

借用管路固定列举示意了管路维护指导，已提取公因式的方法概括所有管路的特点，避免大量的重复说明，见表 3-2-12。

表 3-2-12　管路维护指导举例

二级项目	三级项目	教育内容
管路维护	管路固定	1. 三种固定方法 ➤ Y 形胶布固定法：胃管；各类引流管的引流口处固定 ➤ 高举平台法：引流口、贴膜以外管路接触皮肤部分的固定 ➤ 缝线＋贴膜／绷带固定法：PICC/ 中心静脉导管；头 / 背部 / 腹腔 / 盆腔引流管 2. 观察管路刻度或体外长度，了解管路位置，不自行调整 3. 贴膜、绷带覆盖范围内保持清洁干燥，不擅自将其取下 4. 松动的管路固定胶布、贴膜需要更换 5. 检查或转运前，使用别针等用品固定在穿着服装低于管路出口的位置；胸腔闭式引流管夹闭（漏气明显不可夹闭）

借用呼吸系统疾病的教育列举示意了疾病教育指导的内容，所有与疾病相关的饮食、用药、管路、日常保健均不在此处出现，如根据患者需要均可从相应位置选择，此处仅仅显示呼吸系统疾病教育上与众不同的项目（表 3-2-13）。

表 3-2-13　疾病教育指导举例

二级项目	三级项目	教育内容
疾病教育	呼吸系统	1. 呼吸功能锻炼：每天各训练 3 ～ 4 次，每次重复 8 ～ 10 次 ➤ 缩唇呼吸：闭嘴经鼻吸气，缩唇缓慢呼气，同时放松腹部，吸气呼气时间比例 1：2 或 1：3 ➤ 腹式呼吸：取立位、平卧位或半卧位，两手放在前胸和上腹部，吸气时腹部凸出，呼气时腹部下降 ➤ 有效咳嗽：深吸一口气，屏气数秒，立即用腹部力量进行短促有力咳嗽、深呼吸、缩唇呼吸 2. 咯血预防应对 ◇ 小量咯血（＜ 100ml/ 次），静卧休息为主，少量温凉流质饮食 ◇ 大量咯血（咯血量≥ 600 ～ 800ml/24 小时或≥ 300ml/ 次），绝对卧床休息，禁食，患侧卧位，大便通畅，大咯血时勿屏气，咳出血块，咯血后漱口 3. 体位排痰 ◇ 餐前 1 小时进行，以防引起餐后呕吐 ◇ 颅内压增高或生命体征不稳定禁忌体位排痰 4. 避免增加胸腔内压的活动：屏气、咳嗽、大笑 5. 避免接触变应原 ➤ 花粉、地毯、皮毛、尘埃、特定食品等因人而异成为变应原 ➤ 佩戴口罩，外出特别是春季、清扫房屋等家居劳动 ➤ 居家使用空气净化器

目前呈现的健康教育是一个高度概括整理后的结果，尽可能多地减少重复，与整个症状评估的设计思路一致，依据患者实际情况任意排列组合，适用于临床各学科与不同患者。

第三节　体温记录

一、展示界面（P103 图 3-3-1）

体温记录是必不可少的护理记录内容，客观数据直接显示患者某时段内的生命体征及其他相关信息趋势记录，一定程度上体现病情变化。体温记录包含项目多、采集时段多，需要频繁录入数据，因此使用的便捷性是设计过程中考虑的重要因素。

二、写入路径

（一）眉栏信息

部分数据与医嘱系统关联，自动提取生成，包括患者姓名、年龄、入院日期、病室、病案号、床号等信息。但眉栏中身高、体重自 PDA 端、PC 端录入后显示。

（二）表头信息

表头信息包括日期、住院天数、手术天数。日期、住院天数与医嘱系统关联，日期自动生成，住院天数自动计算，显示在相应位置。手术天数以手术完毕扫描腕带所记录的手术返回病区或监护室时间为节点，自动计算生成，显示在相应时间位置。

（三）绘图区信息

显示项目包含体温、脉搏、呼吸、疼痛、入院、转入、手术、分娩、出院、死亡。

1. 体温、脉搏、呼吸、疼痛数据

自 PDA 端、PC 端录入后形成趋势图或连续数据（图 3-3-2P104、图 3-3-3P104）。

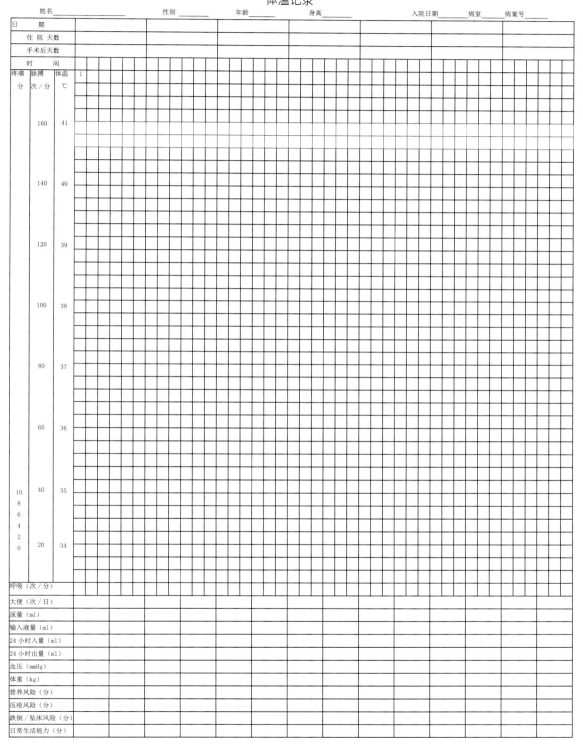

图 3-3-1　体温记录展示界面

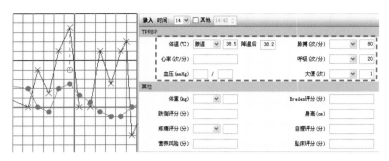

图 3-3-2　PC 端选择患者→体温记录→逐项录入

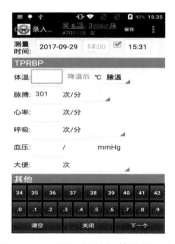

图 3-3-3　PDA 端体征等数据录入

2．入院、转入、手术、分娩、出院、死亡项目与对应时间

登录移动护理→选择患者→点击"体温记录"→点击"事件"→选择事件类型→扫描腕带→以腕带扫描时间作为项目对应时间自动显示在绘图区相应位置（图 3-3-4）。

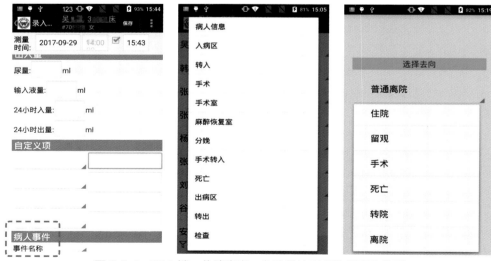

图 3-3-4　PDA 端：住院患者、急诊就诊患者选择事件类型

（四）底栏信息

显示项目包含固定项目与自定义项目两种类型。

1. 固定项目

目前 10 项，包括尿量、输入液量、24 小时入量、24 小时出量、血压、体重、营养风险、压疮风险、跌倒/坠床风险、日常生活自理能力。以上项目通过 3 种录入途径进行。

（1）尿量、输入液量、24 小时入量、24 小时出量：自出入量记录直接导入，具体见本章第四节。

（2）血压、体重：同体温、脉搏、呼吸录入途径。

（3）营养风险、压疮风险、跌倒/坠床风险、日常自理能力：进入量表评估模块，得出数值直接导入，具体见本章第二节。

2. 自定义项目

自定义项目病区根据自身监测需求设定的观察内容，多为管路引流、压力监测等。PDA 端、PC 端均可录入：登录移动护理→选择患者→体温记录→自定义→选择自定义项目→录入数据→保存→数据显示在相应位置（图 3-3-5）。

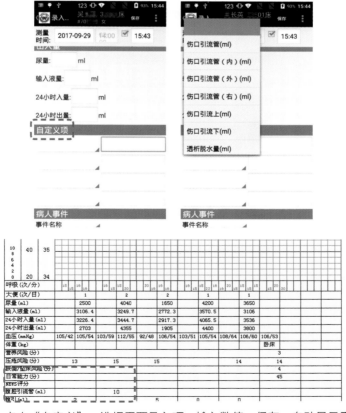

图 3-3-5　点击"自定义"→选择需要录入项→输入数值→保存，自动显示于体温记录

三、智能提醒

1. 待测项目的全病区查询

PDA 登录移动护理→点击"菜单"→选择体征待测 / 疼痛待测 / 其余待测→选择待测量时间→显示待测患者列表（图 3-3-6）。

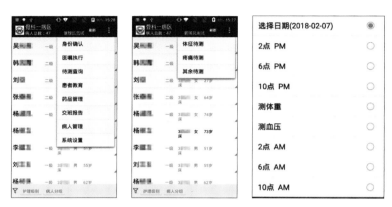

图 3-3-6　PDA 端的全病区体温待测查询操作路径，选择时间后呈现患者列表

2. 待测项目的某患者查询

PDA 登录移动护理→点击"菜单"→选择患者→选择任务分类→选择评估（图 3-3-7）。

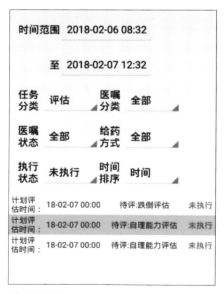

图 3-3-7　PDA 端选中某患者→选择时间范围→查看未评估的量表项目

四、难点与经验分享

1. 提示拦截错误数据

【解决与分享】

（1）设定有效值范围：临床操作中有时会出现不小心触碰某键造成误操作或点击错误的情况，造成患者数据异常。为避免发生，在系统设计时对体温记录中涉及的数据规定有上下线限制，即划出有效的数据区间（表3-3-1）。

表3-3-1　有效值范围设定

项目	数据下限	数据上限
体温（℃）	30	45
脉搏/心率（次/分）	0	250
呼吸（次/分）	0	50
收缩压（mmHg）	0	300
大便（次）	0	30

（2）数据超出有效值范围语言提示拦截（图3-3-8）。

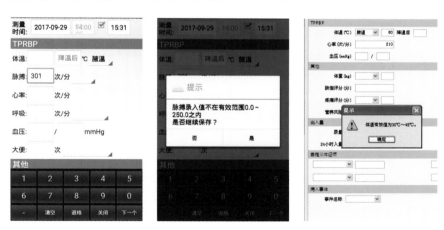

图3-3-8　录入错误数据语言提示拦截：PDA端与PC端

2. 选择疼痛强度展示区域

【解决与分享】

如果将原有绘图区表格延伸增加，扩大绘图区空间，可能出现一个页面容纳不下所有体温记录承载的信息。按照"一个视野下尽可能提供更多信息"的思路，我们增加了一个纵坐标（P108 图3-3-9），有效利用35°以下的绘图区域，既节省了空间与打印成本，又实现了有限空间内信息阅读量的最大化。

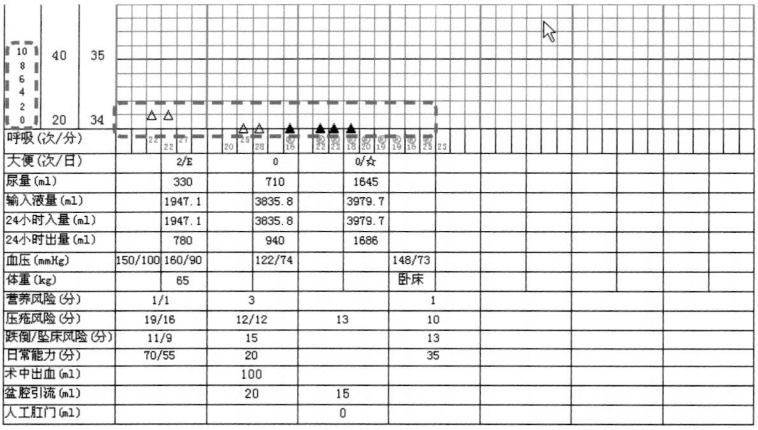

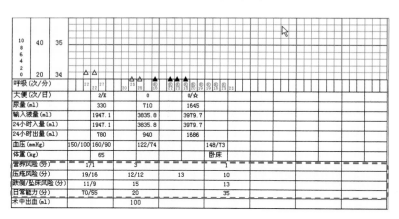

图 3-3-9　左侧增加坐疼痛坐标轴，疼痛标识：△、镇静／昏迷时的疼痛标识：▲

3．一个项目一日多次评估的结果显示

【解决与分享】

一个项目一日多次评估主要是营养风险、压疮风险、跌倒／坠床风险、日常生活自理能力评估，按照不同风险程度对应不同评估频次的要求，会出现一日评估 2 次以上的情况。体温记录上的显示采取了分数线间隔的方式（图 3-3-10）。

图 3-3-10　一日多次评估的显示

4．自定义项目维护

【解决与分享】

（1）自定义权限向护士长开放。

（2）PC 端设置自定义模块

登录移动护理→点击"项目配置模块"→自定义维护→选择条目→点击">"加入列表→保存。使用时在体温记录底栏内显示（P109 图 3-3-11）。

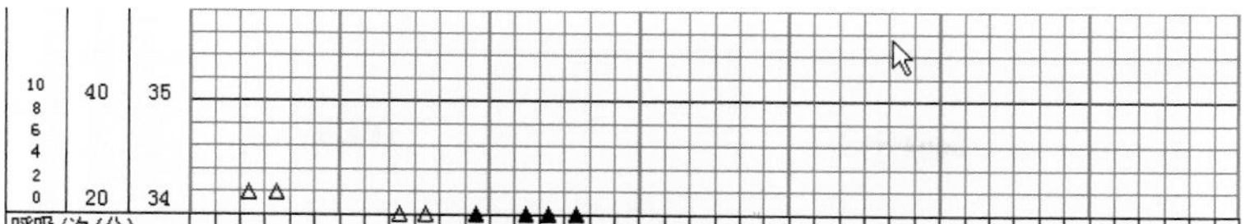

呼吸(次/分)	22 22 27	20 25 28 16	22 23 18 20 19	19 16 25 23			
大便(次/日)	2/E	0	0/☆				
尿量(ml)	330	710	1645				
输入液量(ml)	1947.1	3835.8	3979.7				
24小时入量(ml)	1947.1	3835.8	3979.7				
24小时出量(ml)	780	940	1686				
血压(mmHg)	150/100 160/90	122/74		148/73			
体重(kg)	65			卧床			
营养风险(分)	1/1	3		1			
压疮风险(分)	19/16	12/12	13	10			
跌倒/坠床风险(分)	11/9	15		13			
日常能力(分)	70/55	20		35			
术中出血(ml)		100					
盆腔引流(ml)		20	15				
人工肛门(ml)			0				
胃液(ml)	500						
肝肾隐窝引流(ml)		30	16				
胃管(ml)	350	80	10				

图 3-3-11　自定义项设置显示

第四节　出入量记录

一、展示界面（P110 图 3-4-1）

准确记录出入量是一项重要的基础护理工作。出入量记录的设计以减少护士重复工作为出发点，与护士执行同步，省去书写药物名称、剂量等花费的时间，减少手工记录出入量数据产生的误差。

二、写入路径

1. 同步写入数据

所有患者在移动护理系统均设有出入量记录。肌内注射、皮内注射、皮下注射、静脉注射、静脉滴注、输血在完成某项药品或某种血制品输注结束时，PDA 扫描标签记录结束，结束时间作为入量记录的时间与该药物或血制品名称、剂量同步写入出入量记录。即入量的记录时间节点在输注结束时（P110 图 3-4-2）。

首都医科大学宣武医院
出 入 量 记 录

姓名_____ 性别___ 年龄___ 病室_____   住院号_____

日期	时间	入　量						出　量			
		输入液量		口　服		管　饲		呕吐ml	小便ml	大便ml	引流ml
		项目	ml	项目	ml	项目	ml				

图 3-4-1　出入量记录展示界面

出入量记录

姓名____ 享 性别 男 年龄 67 岁   病室 骨科一病区   住院号____ 919

日期	时间	入　量						出　量			
		输入液量		口　服		管　饲		呕吐ml	小便ml	大便ml	引流ml
		项目	ml	项目	ml	项目	ml				
2017-09-27	07:39			早饭							
2017-09-27	07:40	依诺肝素钠（克赛）A	0.4								
2017-09-27	07:47	亚胺培南西司他丁针（泰能） 0.9 氯化钠注射液（大冢液）	100								
2017-09-27	10:14			水							
2017-09-27	10:23									150	
2017-09-27	10:25	呋塞米注射液	2								
2017-09-27	10:33									600	

图 3-4-2　静脉输入液量的自动写入

2. 手动写入数据

包括部分入量项目与全部出量项目。入量中的饮食饮水量、管饲入量，出量中的尿量、排便、引流量、透析量暂时未与信息自动关联，需要人工数据录入。

PDA 端与 PC 端均可以完成，路径相仿：登录移动护理→选择患者→出入量记录→点击"新建"→进入出入量录入界面→选择入量／出量→逐项填写内容与数据→保存（图3-4-3）。

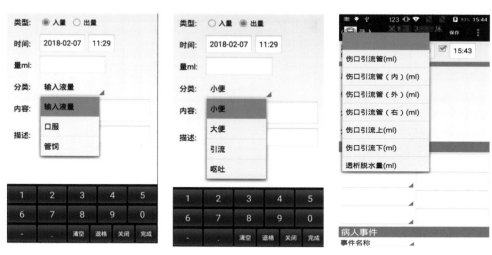

图 3-4-3　出入量记录界面

3. 数据修改

PDA 端与 PC 端均可以完成，路径相仿：登录移动护理→选择患者→进入"出入量记录"→选中需要修改的数据→弹出含"修改／删除"的界面→选择需要的项目→数据修改／删除→保存（图 3-4-4）。

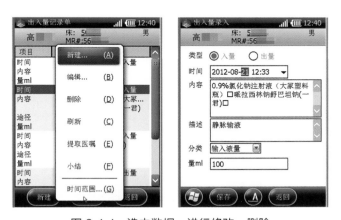

图 3-4-4　选中数据，进行修改、删除

4. 数据统计

登录移动护理→选择患者→出入量记录→小结→选择分项总结／24 小时出入量→统计→显示各出入量项目与数据→保存（P112 图 3-4-5）。

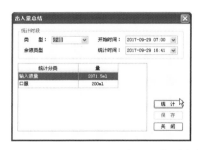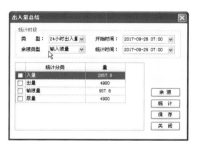

图 3-4-5　分项、分时段总结、24 小时总结的查看

5．打印记录

可选择性打印不同时段内的出入量记录：PC 端→选择患者→点击"护理记录"→点击"出入量记录"→选定时间范围→预览→打印。

三、智能提醒

出入量明细查询

进入出入量界面后可直接显示按照录入时间排序的当日 7:00 至当前时间的所有项目及录入数据（图 3-4-6）。

日期	时间	输入液量		口服		管饲		呕吐	小便	大便	引流
		项目	ml	项目	ml	项目	ml	ml	ml	ml	ml
2017-09-28	07:42			水	500						
2017-09-28	07:42			早餐	150						
2017-09-28	09:27	依诺肝素钠（克赛）A	0.4								
2017-09-28	09:3T							600			
2017-09-28	11:19	亚安培嘧西司他丁针（泰能）0.9%氯化钠注射液（大家袋）	100								
2017-09-28	11:31	诺和灵R注射液（合成人胰岛素）R	0.1								
2017-09-28	11:37			水	300						
2017-09-28	12:06	呋塞米注射液	2								
2017-09-28	12:35	氟溴索针（沐舒坦）A 0.9%氯化钠注射液（大家袋）	104								
2017-09-28	12:37							700			
2017-09-28	12:38			午饭	100						
2017-09-28	13:40	多索茶碱注射液（枢维新）0.9%氯化钠注射液（大家袋）	120								
2017-09-28	15:27	阿奇霉素粉针（希舒美）B 0.9%氯化钠注射液（大家袋）	100								
2017-09-28	16:20	氟溴索针（沐舒坦）A 0.9%氯化钠注射液（大家袋）	104								
2017-09-28	17:07	诺和灵R注射液（合成人胰岛素）R	0.1								
2017-09-28	17:35	苯海拉明注射液	1								
2017-09-28	18:00			花卷	50						
2017-09-28	18:00			牛奶	100						
2017-09-28	18:00			菜	100						
2017-09-28	18:01			水	400			1500			
2017-09-28	18:39	20人血白蛋白注射液	100								
2017-09-28	18:40	呋塞米注射液	2								
2017-09-28	19:25	0.9氯化钠注射液（大家袋）	100								
2017-09-28	20:30							800			
2017-09-28	21:20	多索茶碱注射液（枢维新）0.9%氯化钠注射液（大家袋）	120								

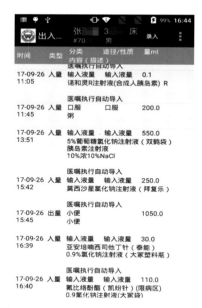

图 3-4-6　PC 端与 PDA 出入量明细

四、难点与经验分享

1. 时间节点选择

【解决与分享】

（1）24 小时出入量默认时间段为 07:00 至次日 06:59：方便晨间集体交班时的病情介绍、方便医师晨交班后依据全天出入量的结算数据做出医嘱调整。

（2）入量写入时间节点同步于每袋药品输注完成时间：若以每袋输液开始输注的时间作为此瓶输液入量的记录时间节点，存在着一定弊病，此时输液并未进入体内，有时会因为调整医嘱出现弃去部分未输注液体的情况，这将造成人为入量的统计偏差，与真实入量情况不相符。因此每袋药品完成输注的时间作为记录该袋输液入量的节点。

（3）每日结算时尚未全部完成输注液体的入量统计与归属：截至 06:59，输注中的液体需计算余液量，将已输注液量计入上一个时间统计范围，未输入药液计入下一个入量统计中。此功能仅限于 PDA 端。

登录移动护理→选择患者→出入量记录→菜单→小结→选择 24 小时出入量→点击余液添加→输入余液量→点击"添加"→输入液量余液→点击"确定"→余液量计入下一个统计周期的入量内（图 3-4-7）。

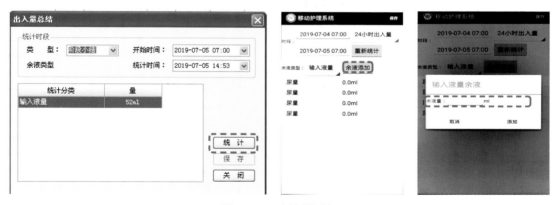

图 3-4-7 余液量添加

2. 选择性查看出入量信息

【解决与分享】

（1）出入量查询，选择患者可查看 07:00 至查看时的详细入量与出量的记录。

（2）隐藏不需要查看项目的出入量记录：系统默认显示出入量涉及的所有项目与数据，但部分患者只需记录其中某些项目的出入量，为此设计屏蔽功能，实现选择性查看数据。

1）打开：选择患者→护理记录→出入量记录→录入→选择时段→选择需要屏蔽的出

入量类型→查询→选择需要屏蔽的数据→点击"屏蔽"→不需要查看的项目内容被隐藏。

2）关闭：选择患者→护理记录→出入量记录→点击"重置"→弹出被屏蔽的数据列表→勾选需要恢复的数据→在弹出的界面点击"重置"→数据显示不再被隐藏（图3-4-8）。

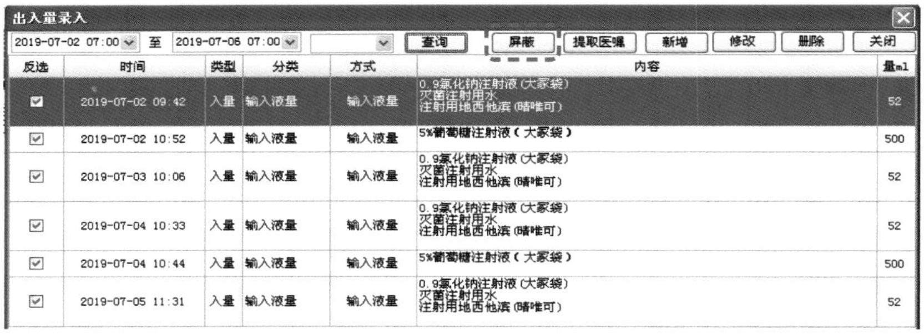

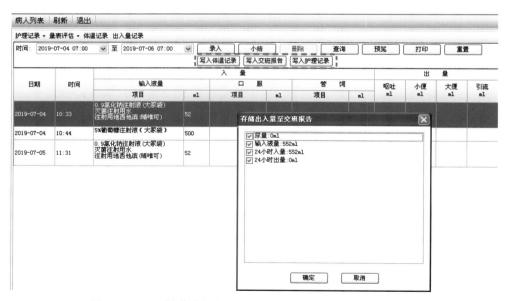

图 3-4-8　屏蔽功能键

3. 选择性导入不同目的地

【解决与分享】

出入量数据可以依据患者实际情况和护士工作需要选择用于不同目的表单。体温记录、交班报告、护理记录或交接患者时均会涉及出入量，可在完成数据统计后依据所需目的地点击相应导入按键即可（图3-4-9）。数据同源是主要的设计思路，从而提高现有数据的利用率与一致性，为护士工作创造便捷性，并保持同质性，提高护士的工作效率。

图 3-4-9　PC 端将出入量导入体温记录、交班报告或护理记录

第五节 护理记录

一、病区病重（病危）护理记录

（一）展示界面（图 3-5-1）

按照 2014 年 1 月 1 日起施行的《医疗机构病历管理规定（2013 年版）》住院病历中由护士书写的只包含体温记录、手术清点记录、病重（病危）患者护理记录，可见并非所有患者均需要书写护理记录，危重病危期间的护理记录必须正式归档进入病案。

首都医科大学宣武医院

病房病重（病危）护理记录

姓名： 性别： 年龄： 岁 病区： 床号： 病案号：

日期	时间	观察记录	护士签字

图 3-5-1　护理记录中病区病重（病危）护理记录展示界面

（二）写入路径

登录移动护理→选择患者→点击护理记录→点击"新增"→点击"评估/计划/措施"→勾选相应主项→展开次级项目并勾选→保存→系统仅保留已勾选症状项目滤去未填写的空白项目并按照预先设计符合逻辑的固定语序自动显示在预览界面。

一部分护理记录内容来自量表评估使用，选择患者→点击量表评估模块→点击评估项目→量表展开→逐项勾选相关因素→弹出备选措施→勾选措施→系统自动计算分值→分值结果、护理计划与措施自动写入体温记录或护理记录（图3-5-2～图3-5-4P117）。本章第二节已有介绍。

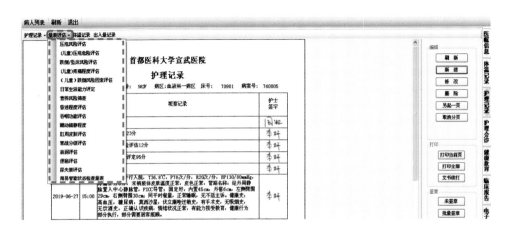

图 3-5-2　预览界面为护理记录的默认显示页面，此页面可直接选择所需量表评估使用

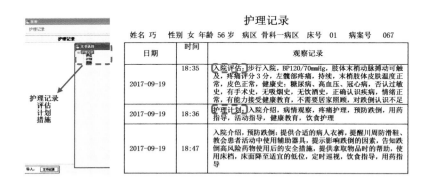

图 3-5-3　护理记录以评估—计划—措施的循环体现护理程序

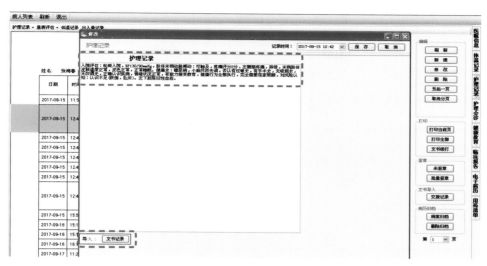

图 3-5-4 结构化勾选自动生成的护理记录同时支持文字编辑，导入后生成正式护理记录

（三）智能写入

1. 眉栏信息自动写入

护理病历包含的体温记录、病重（危）护理记录等任意表单眉栏中的患者姓名、性别、年龄、科室病区、床号、病案号均源自医嘱系统，自动生成，不需重复填写。

2. 输血执行与记录的同步写入

以"血袋号码为……的……开始输注/结束输注"的固定语式，在执行的同时，同步自动写入护理记录（图 3-5-5）。

护理记录

姓名：　　敏　　性别　女　　年龄 68 岁　　病区：血液科一病区　　床号：　206　　病案号　　　108

日期	时间	观察记录	护士签字
2017-09-26	03:20	安静入睡	
2017-09-26	08:07	前往检查	
2017-09-26	09:14	检查返回病区	
2017-09-26	11:21	血袋号码为 99917092609410651 的单采血小板开始输注，15 滴/分，P82 次/分	
2017-09-26	11:36	P82 次/分，未诉不适，将滴速调至 50 滴/分	
2017-09-26	12:28	血袋号码为 99917092609410651 的单采血小板输注完成，P76 次/分，未见输血不良反应发生	
2017-09-26	14:29	乏力，无头晕、头痛等不适，协助生活护理	

图 3-5-5 扫描血制品条码以固定语式同步自动写入护理记录

3. 患者流转痕迹的记录与同步自动写入

患者入院、转入（科间 / 科内）、转出、手术（前往 / 返回）、检查（前往 / 返回）、介入（前往 / 返回）、死亡、出院是住院期间的流转事件，按照患者实际发生勾选后，均以固定语句同步自动写入（表 3-5-1、图 3-5-6）。

表 3-5-1　患者流转记录展示示意

日期	时间	观察记录	护士签字
××××-××-××	××：××	入病区	……
……	……	前往手术	……
……	……	手术返回病区	……
……	……	前往介入	……
……	……	介入返回病区	……
……	……	前往检查	……
……	……	检查返回病区	……
……	……	转出病区	……
……	……	转入病区	……
……	……	离开病区出院	……
……	……	死亡	……

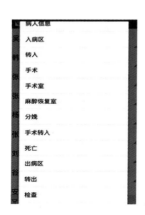

护理记录

姓名：英　性别：女　年龄：65 岁　病区：骨科一病区　床号：501　病案号：

日期	时间	观察记录
2017-09-26	12:54	跌到风险评估 8 分
2017-09-26	12:56	日常生活能力评定 100 分
2017-09-26	12:59	营养风险筛查 1 分
2017-09-27	10:14	明日手术
2017-09-27	10:15	护理计划：围手术期护理，用药指导，患者/家属教育
2017-09-27	10:32	用药指导，术前指导，备皮
2017-09-27	12:54	头孢呋辛钠针（达力新）药物过敏试验（-）
2017-09-28	07:03	前往手术
2017-09-28	12:35	手术返回病区

图 3-5-6　PDA 端选择患者流转事件，同步记录在护理记录

（四）难点与经验分享

1. 快速找寻记录过的信息

【解决与分享】

（1）分设填写阅览界面

在顶层设计时，我们将填写界面与预览打印界面分别设置。填写界面可以在不同集

合中寻找所需信息，方便记录过程，预览打印界面通过清洁页面技术，由系统设计滤去未填写内容，留下有用信息，逗号间隔，形成最小视野下的最大量阅读量。这也是借鉴以往的经验，避免填写与打印为同一界面时找寻少量信息较为费时。

（2）固定短语标识引导

前面提到的入院评估、健康史、护理计划就可以采用这一方式。在预览界面系统组成固定的结果短语，可以看到"入院评估""健康史""护理计划"的引导词标识，方便区分或查找（图 3-5-7、图 3-5-8）。

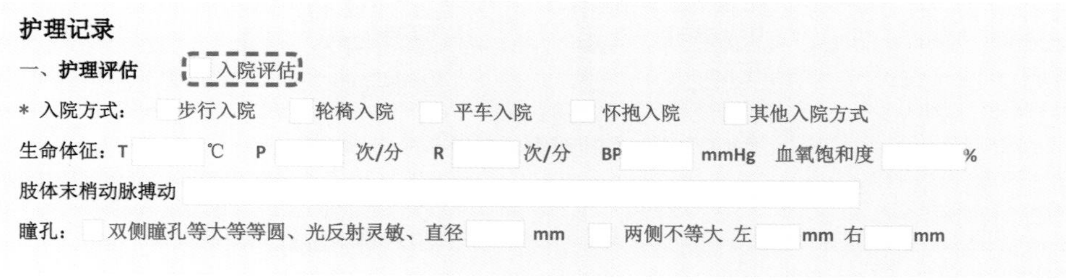

护理记录
一、护理评估　　入院评估

* 入院方式：　□ 步行入院　□ 轮椅入院　□ 平车入院　□ 怀抱入院　□ 其他入院方式

生命体征：T　　　℃　P　　　次/分　R　　　次/分　BP　　　mmHg　血氧饱和度　　　%

肢体末梢动脉搏动

瞳孔：□ 双侧瞳孔等大等等圆、光反射灵敏、直径　　　mm　□ 两侧不等大 左　　　mm 右　　　mm

图 3-5-7　入院后的第一次完整评估可勾选"入院评估"进行标记

病房病重（病危）护理记录

姓名　玉　性别 女　年龄 53 岁　病区　眼科一病区　　　床号　02　病案号　390

日期	时间	观察记录	护士签字
2017-06-15	08:23	入病区	……
2017-06-15	09:58	入院评估：T36.2℃，P76 次/分，R18 次/分，BP120/80mmHg，右侧股静脉置管内置 18cm，带入尿管，引流通畅，构音障碍，饮水呛咳，乏力，右侧上肢肌力 0 级，健康史：高血压，有手术室，无吸烟史，无饮酒史，情绪正常，有教育接受能力，健康行为部分执行，需要部分居家照顾	……
2017-06-15	10:03	护理计划：每小时巡视，病情观察，用药观察，用药指导，协助自理，预防压疮，预防非计划性拔管，管路护理，预防呛咳与误吸，护理康复，入院介绍	……

图 3-5-8　预览打印界面显示"入院评估""护理计划"引导的语句内容

2. 按需选择性打印

【解决与分享】

（1）系统支持可选择日期、时间段的随意时间区间进行打印，以实现病区患者病重病危期间的护理记录打印，后可归入正式病历。

（2）设置不同打印需求的按键（P120 图 3-5-9），点击后，"护理记录"自动更换名称显示为"病重（病危）护理记录"（P120 图 3-5-10），以满足病重（病危）期间护理记录，即"病重（病危）护理记录"的病案归档，以及非病重（病危）期间护理记录的需要，又避免不必要的内容归入病案。

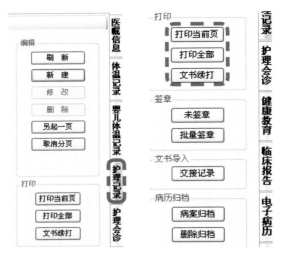

图 3-5-9　不同按键选择不同打印范围

护理记录

姓名		性别		年龄	岁	病区		床号		病案号	

日期	时间	观察记录	护士签字

病房病重（病危）护理记录

姓名		性别		年龄	岁	病区		床号		病案号	

日期	时间	观察记录	护士签字

图 3-5-10　打印后表单名称自动调整

二、ICU 护理记录

（一）展示界面（P121 图 3-5-11）

　　监护室患者的护理记录我们称作 ICU 危重护理记录，打印界面共包括两页，全院不同的专科监护室使用完全同样一份 ICU 危重护理记录表单。

首都医科大学宣武医院

ICU 危重护理记录（Ⅰ）

姓名：　　性别：　年龄：　病案号：　　　入室__日 术后__日 记录日期：

诊断：　　　　　　　手术：

项目　　时间				08	09	10	11	12	13	14	15	16	17	18	19	20	21	22	23	00	01	02	03	04	05	06	07
监测指标趋势图	体温 × 心率 · 血压 ∨∧ CVP ■ MAP £ ICP ◇ CPP ◆ 核心低温	℃ 41 40 39 38 37 36 35 34 33 32	mmHg 14 12 10 8 6 4 2 0 -2 -4	mmHg 次/分 180 160 140 120 100 80 60 40 20 0																							

呼吸 次/分																									
SPO₂																									
意识状态																									
心电示波																									
输液途径																									
输液途径																									
给氧方式																									

人工气道	途径
	插管深度 cm
	气囊压力 cmH₂O

机械通气参数	通气模式
	F 次/分
	FiO₂ %
	VT ml
	PI cmH₂O
	PEEP cmH₂O
	PS cmH₂O

| 翻身扣背 |
| 痰液黏稠度 |
| 吸痰频次 |

入量	静脉泵入液体
	静脉非泵入液体
	胃肠内泵入液体
	胃肠内非泵入液体 ml
	口服给药 ml

| 尿量 ml |
| 排便 ml |
| 其他 ml |

| 出量 | 管路 |

24 小时入量：　　其中输液：　　余液：

24 小时出量：　　其中尿量：　　排便：　　不显性失水：　　　平衡：

图 3-5-11　护理记录中 ICU 护理记录展示界面

首都医科大学宣武医院

ICU 危重护理记录（Ⅱ）

姓名： 性别： 年龄： 病案号： 记录日期：

用药执行	
标本采集	
基础护理	
皮肤护理	

时间	观察记录	护士签字	时间	观察记录	护士签字

图 3-5-11　护理记录中 ICU 护理记录展示界面（续）

（二）写入路径

登录重症监护信息系统→选择患者→项目总览→生命体征 / 皮肤护理 / 护理措施 / 风险评估 / 管路管理 / 病情观察→填写相应内容→保存→护理计划→逐项勾选→保存→记录内容生成→点击打印预览→打印留存。

1. 自动写入

包含所有使用仪器设备采集并绘制成趋势图的监测数据，心率、血压、呼吸、血氧饱和度、中心静脉压、平均动脉压、核心温度、亚低温治疗时的核心温度、颅内压、脑灌注压、呼吸机参数、智能化静脉输液系统输注的液体速度、所有经扫描药物标签后使用的药品、实验室检验项目。

（1）监护仪采集数据

心率、血压、呼吸、血氧饱和度、中心静脉压、平均动脉压、核心温度、颅内压等数据通过专用数据采集工具，传输到重症信息系统，数据自动绘制形成监测数据趋势图。系统获取的平均动脉压、颅内压数据经自动计算得出脑灌注压，绘制成曲线（图 3-5-12、P124 图 3-5-13）。

（2）呼吸机数据

由于治疗模式多，不同模式数据设置不同，相对繁杂，我们设计了呼吸机数据智能化筛选功能。呼吸机界面全部数据通过专用数据采集工具无线传输到重症信息系统，再根据不同的机械通气模式，精确筛选出关键数据（P124 图 3-5-14）。

（3）智能化静脉输液系统传输的输注速度

各泵每小时的实时速度，并随速度调整自动变更记录数据（P124 图 3-5-15、P125 图 3-5-16）。

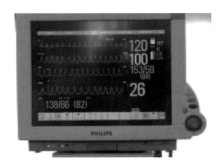

图 3-5-12　床边监护仪采集患者生命体征数据

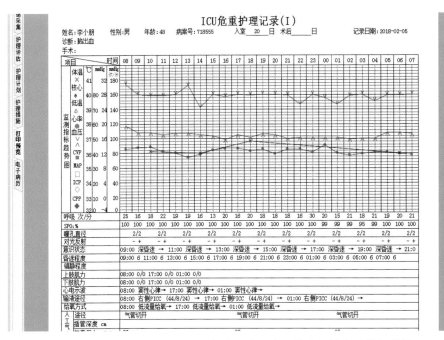

图 3-5-13　形成生命体征、血氧饱和度、中心静脉压等多种数据趋势

人工气道	途径	经口插管																							
	插管深度 cm	23																							
	气囊压力 cmH2O	30																							
机械通气参数	通气模式	AC	AC	AC	AC	AC	AC	AC	AC	AC	AC	AC	AC	AC	AC	AC	AC	AC	AC	AC	AC	AC	SPV	SPV	SPV
	F　次/分	16	16	16	16	16	16	16	16	16	16	16	16	16	16	16	16	16	16	16	16	16	16	16	16
	FiO2　%	40	40	40	40	40	40	40	40	40	40	40	40	40	40	40	40	40	40	40	40	40	40	40	40
	VT　ml	650	650	650	650	650	650	650	650	650	650	650	650	650	650	650	650	650	650	650	650	650		650	650
	PI　cmH2O																								
	PEEP　cmH2O	4	4	4	4	4	4	4	4	4	4	4	4	4	4	4	4	4	4	4	4	4	4	4	4
	PS　cmH2O																								

图 3-5-14　采集的呼吸机参数数据展示

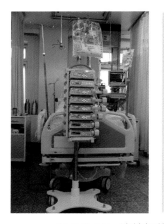

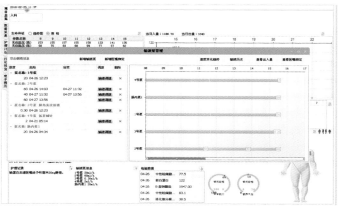

图 3-5-15　连接智能静脉输液系统→输入药液名称、泵入度，数据自动写入

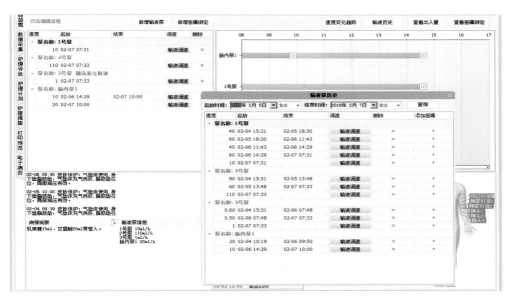

图 3-5-16 随时查询输液泵入速度的历史记录

（4）用药执行同步记录

给药执行的同时自动同步记录用药时间、药品名称、给药方法，包括除中药及中成药以外的所有用药（图 3-5-17）。

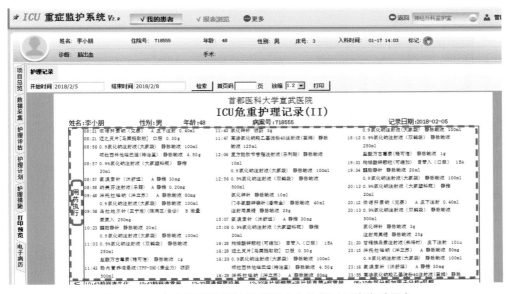

图 3-5-17 打印预览界面的用药记录在执行时同步自动写入

（5）标本采集同步记录

标本采集执行完成的同时自动同步记录采集时间、检验项名称（P126 图 3-5-18）。

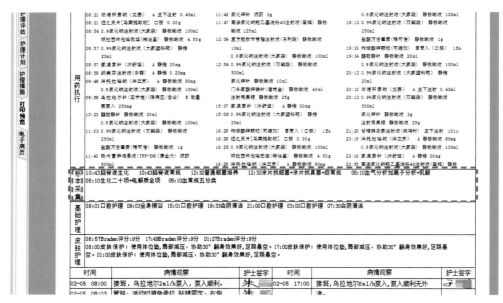

图 3-5-18　打印预览界面的检验标本采集在执行时同步自动写入

2．手动写入

（1）体温

腋温及通过专用仪器治疗和获取的亚低温治疗时的核心温度需要手动录入数据，形成趋势图呈现。

（2）病情观察与护理措施

症状评估、人工气道、意识状态、肺部物理治疗、基础护理等各项内容需通过结构化勾选或数据录入完成写入。

3．多途径写入

（1）出入量

入量中智能化静脉输液系统传输的输液速度通过专用数据采集工具提取数据，计算实时入量；非智能化静脉输液系统录入的输液速度、非泵入输液速度及经口等其他途径形成的入量数据以及各途径出量数据均手动录入。系统自动提取并计入每小时出入量，绘制成面积趋势图表述实时出入量（P127 图 3-5-19、P127 图 3-5-20）。

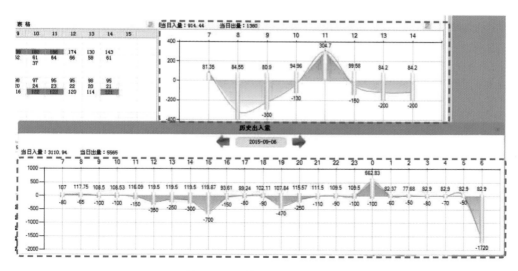

图 3-5-19 使用面积图按时段显示过程中出入量趋势

入量	静脉泵入液体	1 号泵：200ml/h 2 号泵：60ml/h 3 号泵：0.3ml/h 4 号泵：2ml/h					
	静脉非泵入液体	总量 116ml					
	胃肠内泵入液体	肠内泵：200ml/h					
	胃肠内非泵入液体		100		100		
	口服给药 ml						
出量	尿量 ml		140	200	200	500	
	排便 ml						
	其他 ml						
	管路	鼻饲管 灌饮食 固定好 通畅 第 62 天 尿管 无菌引流袋 固定好 通畅 第 4 天 胸腔穿刺引流（右） 尿管 无菌引流袋 固定好 通畅 第 2 天					
24 小时入量：1188.7ml		其中输液：808.7ml		余液：		平衡： 148.7ml	
24 小时出量：1040ml		其中尿量：1040ml		排便：0ml(0)		不显性失水：	

图 3-5-20 打印预览界面的 24 小时出入量汇总记录随出入量变化而发生总量的实时调整

（2）管路

各类管路留置天数系统自动计算，其余观察内容结构化勾选写入。

（三）智能提醒

1. 数据智能纠错

为确保生命体征传输数据的准确性，防止因导联脱落、活动干扰等造成的失真数据，设计了数据智能纠错功能，如某项指标数据未采集到或数据严重偏离基线值，系统将该数据标记为醒目的红色，提示护士对数据真实性验证，保证决策依据的有效性（P128 图 3-5-21）。

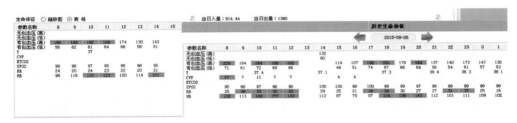

图 3-5-21　红色底色为监护数据不显示或严重偏离基线值的个体化智能纠错显示

2. 院感警示标识

医院感染的防控是 ICU 护理工作的重要组成部分,我们在重症信息系统的主界面上设置了接触性隔离、粉末隔离、空气隔离及保护性隔离标识,当医师开具以上医嘱,系统对应的标识会被点亮,以警示护士严格执行院内感染防控措施,防交叉感染(图3-5-22)。

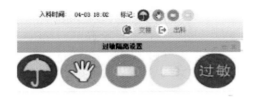

图 3-5-22　主界面的隔离标识、过敏标识

3. 风险评估预警

以压疮护理为例,绿色—橙色—红色代表低风险至高风险的不同压疮风险程度,如图,评分≤ 9 分存在压疮极高危风险时,系统使用红色标显示预警(图 3-5-23)。

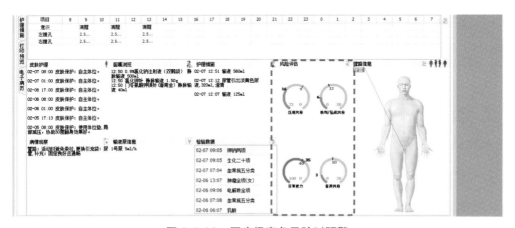

图 3-5-23　压疮极高危风险时预警

4. 管路护理提醒

管路是重症患者重要的护理内容,系统研发过程着重关注了这方面内容。

（1）"四方位人体图形"直视化关联显示

每一根留置的管路会自动显示于"四方位人体图形"对应的位置，并标识名称，形成直视化关联显示，方便护士查询各个管路。

（2）自动计算每根导管的累计留置时间

以写入管路的时间为固定时间起点计算留置时间，并分别逐一显示累计留置天数在预览界面。

（3）需定期更换的导管预设到期时间报警提示

长期留置导尿管宜定期更换，普通尿管 7 ～ 10 天更换，特殊类导尿管按说明书更换。信息系统中预设导尿管留置天数的到期日期，四方位图形中导管名称显示为红色，提示护士到时更换导管。

（4）建立管路护理路径

气管插管、中心静脉类导管等重要管路，系统提示护士每班核查记录导管留置刻度；引流类导管系统自动引导护士完成导管固定、通畅情况评估，并提示准确记录引流液性质、量、色（图 3-5-24 ～图 3-5-28P130）。通过信息的智能提醒帮助护士更好地实施引流管的标准化护理。

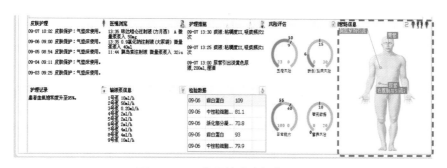

图 3-5-24　留置管路直视化显示

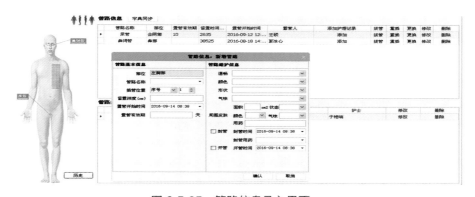

图 3-5-25　管路信息录入界面

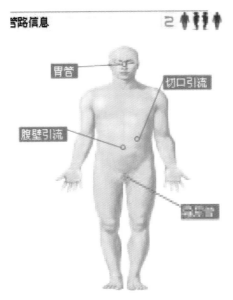

图 3-5-26　绿色转为红色提醒管路留置到期

呼吸　次/分		21	16	21	19	16	16	16	15	16	17	17	16	16	17	16	16	16	16	27	28	26	24	23	27
SPO₂		100	100	100	100	100	100	100	100	100	100	100	100	100	100	100	100	100	100	100	100	100	100	100	100
意识状态		08:34 镇静→																							
心电示波		09:00 窦性心动过速→15:03 窦性心律→02:00 窦性心动过速→																							
输液途径		09:00 左侧 PICC（47/10）→																							
给氧方式		09:00 呼吸机给氧→																							
人工气道	途径	经口插管																							
	插管深度 cm	23																							
	气囊压力 cmH₂O	30																							
机械通气参数	通气模式	AC	AC	AC	AC	AC	AC	AC	AC	AC	AC	AC	AC	AC	AC	AC	AC	AC	AC	AC	SPV	SPV	SPV
	F　次/分	16	16	16	16	16	16	16	16	16	16	16	16	16	16	16	16	16	16	16	16	16	16
	FiO₂　%	40	40	40	40	40	40	40	40	40	40	40	40	40	40	40	40	40	40	40	40	40	40
	VT　ml	650	650	650	650	650	650	650	650	650	650	650	650	650	650	650	650	650	650	650	650	650	650
	PI　cmH₂O																						
	PEEP　cmH₂O	4	4	4	4	4	4	4	4	4	4	4	4	4	4	4	4	4	4	4	4	4	4
	PS　cmH₂O																				12	12	12	12	12	12
翻身扣背																									
痰液粘稠度		II	II	II	II	II	II	II	II	II	II	II	II	II	II	II	II	II	II	II	II	II	II	II	II
吸痰频次		1	1	1	1	1	1	1	1	1	1	1	1	1	1	1	1	1	1	1	1	1	1	1	1
入	静脉泵入液体	1 号泵：100ml/h　2 号泵：50ml/h																							
	静脉非泵入液体	总量 698ml																							

图 3-5-27　打印预览界面的脉输液通路、人工气道信息显示

入量	静脉泵入液体	1 号泵：100ml/h　2 号泵：50ml/h															
	静脉非泵入液体	总量 698ml															
	胃肠内泵入液体																
	胃肠内非泵入液体																
	口服给药 ml																
出量	尿量 ml	150	150	200	200	200	200	250	100	180	350	210	250	200	240	190	200	160
	排便 ml											100						
	其他 ml																	
	管路	尿管 无菌引流袋 固定好 通畅 第9天 胃管 直接负压吸引 固定好 通畅 褐色 250ml 第6天 腹腔穿刺引流 1 无菌引流袋 固定好 通畅 褐色 10ml 第5天																
24 小时入量：4551.9ml		其中输液：4551.9ml		余液：							平衡： -1968.1ml						
24 小时出量：6520ml		其中尿量：6160ml		排便：100ml(1)		不显性失水：											

图 3-5-28　打印预览界面的引流信息显示

（四）难点与经验分享

1. 趋势图监测指标的小结功能

【解决与分享】

生命体征趋势图形虽然具有直观显示的优势，但是短时间查找精确数据有一定难度，因此增加了一个功能，可在系统中选择任意日期时段、任意指标，查看其最低值到最高值的波动范围信息，供医护动态评价辅助决策（图3-5-29）。

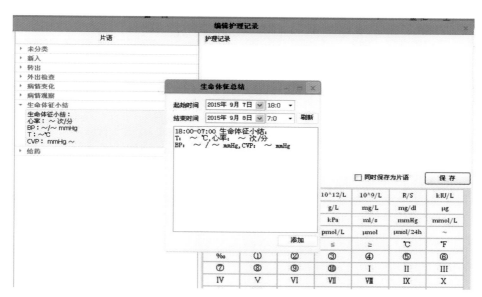

图 3-5-29　选择时段生成生命体征小结

2. 色彩与图形的组合标识不同类别监测指标

【解决与分享】

对趋势图中的监测指标进行分类，采用红、绿、蓝三种颜色与不同系列的图形组合，以使查看数据趋势的医师护士能够便捷区分指标的内容（表3-5-2）。

表 3-5-2　趋势图中监测指标用颜色、图形分类

类别	具体项目	颜色
血流动力学指标	血压∧∨、平均动脉压□、中心静脉压■	红色系列
颅脑压力指标	颅内压◇、脑灌注压◆	绿色系列
体温指标	体温×、核心❀、低温✿	蓝色系列

3. 非智能化静脉输液系统输液数据的"半自动"采集

【解决与分享】

针对不能自动传输数据的各类泵，模拟智能化静脉输液系统研发了另一种数据采集

方法，以解决智能化静脉输液系统成本高尚未普及的现状。关键在于将每名患者正在使用的静输液泵、注射泵、肠内营养泵等分别编号，移动端完成用药扫描后，护士手工录入此药所用泵的输注速度，速度不变将每小时自动持续计算，速度或药物变化时手工修改（图3-5-30）。实现任一机型无障碍的数据采集，为重症患者液体管理提供了坚实的保证。

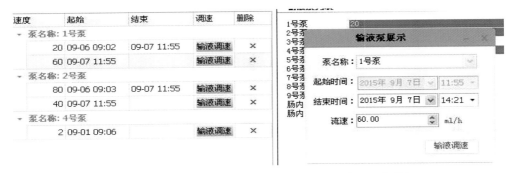

图 3-5-30   不同编号的输液泵速度变更时，需人工录入数据

4. 与病区、急诊抢救护理记录的同质性设计思路

【解决与分享】

（1）同样的护理评估—计划—措施体现同质化护理专业思维

监护室与病区、急诊抢救的护理记录通过评估—计划—措施几方面信息的关联，辅助临床决策的同时帮助护士逐渐养成良好临床思维服务于患者。本章第二节包含的四个重要集合：以症状为主线的护理评估集合、护理计划集合、护理措施集合、健康教育集合同样适用并直接嵌入重症监护信息系统，护理的连贯性得以保持，并达到同质性，不同之处在于重症监护信息系统中护理评估集合的监测体征指标更加充实（图3-5-31）。

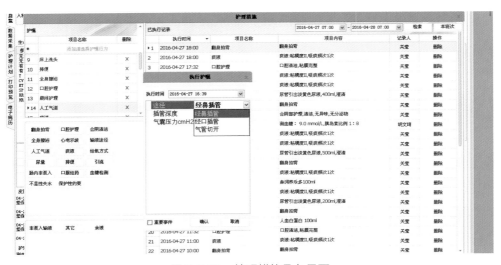

图 3-5-31   护理措施录入界面

（2）监护室临床决策支持与普通病区、急诊护理记录达到同质化

这在本章第二节提到量表评估写入路径的过程中已有介绍，同时也设计有以症状为切入的决策建议：如患者出现发热录入体温数据的同时系统自动提示护士物理降温、追踪体温变化等后续护理措施；录入疼痛程度分值≥7数据，系统自动提示可供选择的护理措施：无痛搬运、自控镇痛、追踪疼痛程度变化等后续护理措施。

（3）以压疮防控为例从评估到记录的路径

首先提示核查确认是否存在压疮、还是皮疹、水肿等皮肤问题或就是单纯的实施皮肤预防保护；其次有压疮或皮肤问题的描述，其中部位的描述采用"四方位人体图形"直视化标记与文字描述相结合护士只需录入数值；然后系统会出现应用气垫床、体位垫、敷料等12项防护措施供选择；最后是数据自动显示在记录中，避免盲目复制粘贴，保证个体化护理和护理连续性（图3-5-32～图3-5-36P134）。

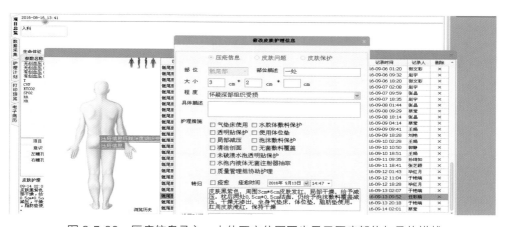

图 3-5-32　压疮信息录入，人体四方位图同步显示压疮部位与具体描状

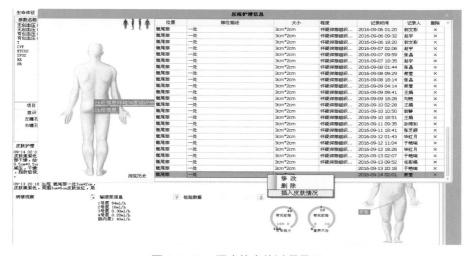

图 3-5-33　压疮信息的过程显示

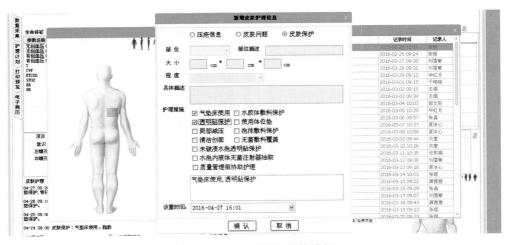

图 3-5-34 压疮护理措施选择

	标本采集	10:43 脑脊液生化 10:43 脑脊液常规 12:32 普通细菌培养 12:32 图片找细菌+涂片找霉菌 05:10 血气分析加离子分析+乳酸 05:10 血常规
	基础护理	09:10 口腔护理 09:03 全身擦浴 19:33 会阴清洁 21:08 口腔护理 07:30 会阴清洁
	皮肤护理	08:57Braden 评分：9分 17:49Braden 评分：9分 01:22Braden 评分：9分 09:13 皮肤保护：使用体位垫，局部减压，协助30°翻身效果好，足跟悬空 17:56 皮肤保护：使用体位垫，局部减压，协助30°翻身效果好，足跟悬空 01:04 皮肤保护：使用体位垫，局部减压，协助30°翻身效果好，足跟悬空

时间	病情观察	护士签字	时间	病情观察	护士签字

图 3-5-35 打印预览界面的压疮信息

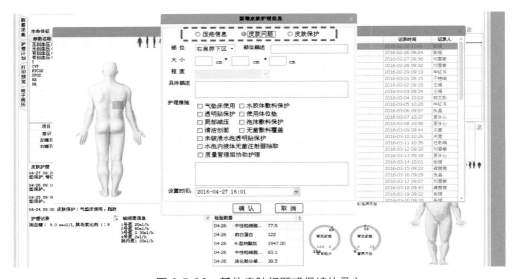

图 3-5-36 其他皮肤问题或保护的录入

5. 医护信息共享

【解决与分享】

重症患者病情重、变化快，治疗护理项目繁杂，整个诊疗过程需要医护的通力配合。系统设计之初，我们已特别关注了病历资源的共享，完全实现了护理病历与电子病历全部内容的实时相互阅览，方便医师随时查看患者监测数据、了解动态变化、掌握护理效果。

三、产程护理记录

（一）展示界面（图 3-5-37）

展示界面由两部分组成，上半部分时趋势图，描记绘制成图形的指标包括胎心（次/分）、血压（mmHg）、宫口扩张（cm）、先露位置（cm）、宫缩持续时间（s）、宫缩间歇时间（min）以及缩宫素浓度；下半部分是余下的观察、助产记录，眉栏仅有时间、观察记录、签名。

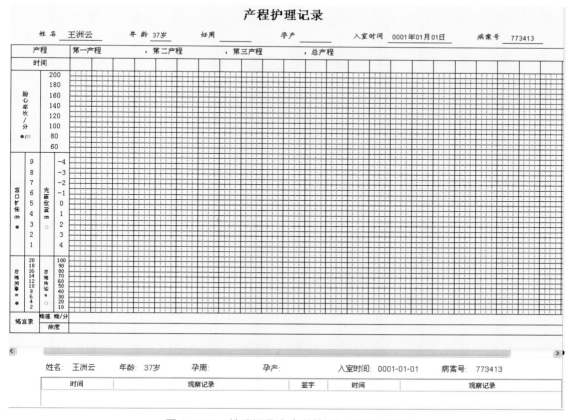

图 3-5-37 护理记录中产程护理记录展示界面

(二) 写入路径

登录移动护理→选择患者→产程护理记录→点击"新增"→点击"评估"/"计划"/"措施"→勾选相应主项→展开次级项目并勾选→保存→系统仅保留已勾选症状项目滤去未填写的空白项目并按照预先设计符合逻辑的固定语序自动显示在预览界面（图 3-5-38、图 3-5-39）。

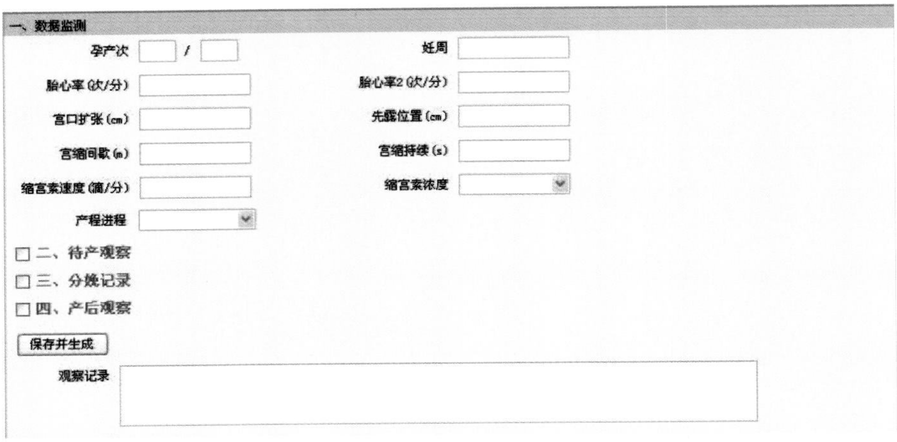

图 3-5-38 四部分内容：数据监测、待产观察、分娩记录、产后观察

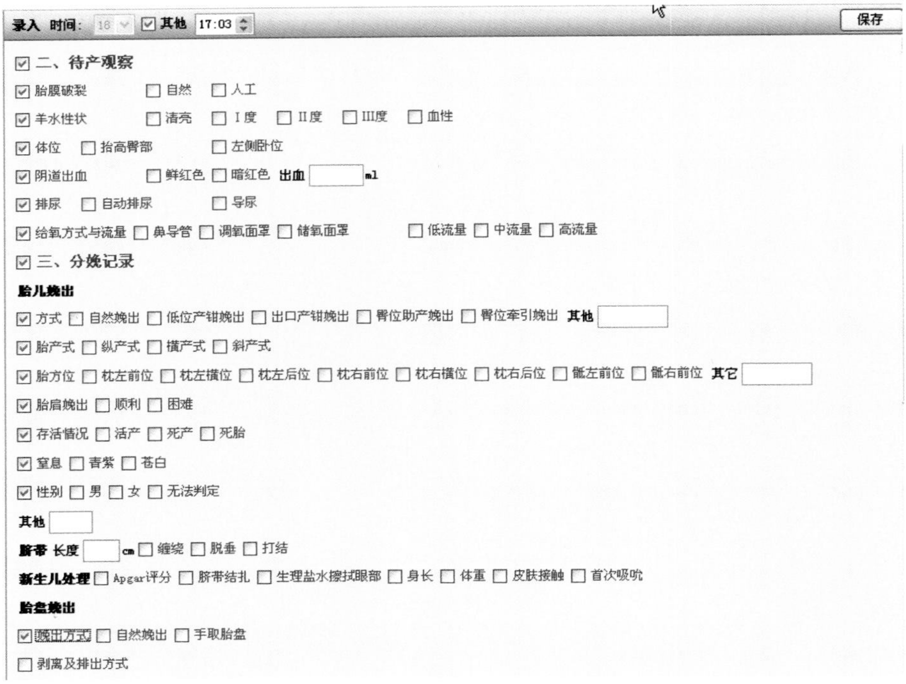

图 3-5-39 项目逐级展开显示

（三）智能写入

1. 自动计算产程用时与出血量准确高效

（1）产程用时

预先"时间进程"中设计有对"规律宫缩、宫口开全、胎儿娩出完全、胎盘娩出完全"几个关键时间节点的勾选，系统记录下勾选时间为后续做好数据计算准备，并以此自动计算出第一产程、第二产程、第三产程，分别用时与总产程时长，单位用小时或分钟表示（图 3-5-40）。

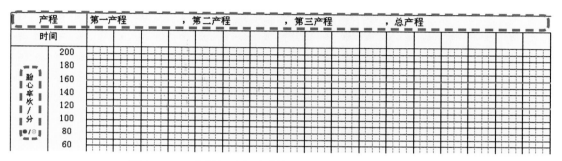

图 3-5-40　产程用时自动计算后显示在记录中的固定位置

（2）总出血量

根据录入的分娩出血量与产后出血量数据，系统自动计算，将加和的总出血量数据自动显示在观察记录中。

2. 特定状态下数字与文字间的自动化转换

先露位置＜ -4cm 时临床通常采用文字"高浮"来记录。程序设计时考虑到这一情况，当填写 -5、-6 等数值时，趋势图中自动转化显示文字为"高浮"，方便快捷。

（四）难点与经验分享

实现专业基础上的便捷与智能。通过选项的专业描述、点击勾选的便捷性、自动计算的智能化以及与电子病历的互通等，为医护助产过程提供支持。

1. 填写界面的设计

【解决与分享】

包括 4 个维度的集合：数据监测、待产观察、分娩记录、产后观察（P138 表 3-5-3）。

表 3-5-3　产程护理记录填写界面框架与内容集合

维度	一级结构	次级结构
数据监测	胎心	_____次／分
	血压	_____mmHg
	宫口扩张	_____cm
	先露位置	_____cm
	宫缩时间	持续___秒、间歇___分
	缩宫素浓度	□1：100、□1：200
待产观察	时间进程	□规律宫缩、□宫口开全、□胎儿娩出完全、□胎盘娩出完全
	胎膜破裂	□自然、□人工、羊水性质（清亮、Ⅰ度、Ⅱ度、Ⅲ度、血性）
	体位	□抬高臀部、□左侧卧位
	阴道出血	□鲜红色、□暗红色、□出血_____ml
	排尿	自行排尿_____ml、导尿_____ml
	给氧方式与流量	□鼻导管、□调氧面罩、□储氧面罩、□低流量、□中流量、□高流量
分娩记录	胎儿娩出	方式：□自然娩出、□低位产钳娩出、□出口产钳娩出、□臀位助产娩出、□臀位牵引娩出、□其他 胎产式：□纵产式、□横产式、□斜产式 胎方位：□枕左前位、□枕左横位、□枕左后位、□枕右前位、□枕右横位、□枕右后位、□骶左前位、□骶右前位、□其他 胎肩娩出：□顺利、□困难 存活情况：□活产、□死产、□死胎 窒息：□青紫、□苍白 性别：□男、□女、□无法判定
	脐带	长度：_____cm 缠绕：□颈部、□四肢、□躯干，_____周 □脱垂、□打结
	新生儿处理	□Apgar评分___分、□脐带结扎、□生理盐水擦拭眼部、□身长_____cm、□体重_____g、□皮肤接触、□首次吸吮
	胎盘娩出	娩出方式：□自然娩出、□手取胎盘 剥离及排出方式：□胎儿面娩出、□母体面娩出 出血量_____ml 完整性：□完全、□不完全 大小_____cm，重量：_____g 异常胎盘：□球拍状、□帆状、□副胎盘 胎膜：□完全、□不完全
	会阴观察	完整性：□完整、□切开 切开指征：□会阴条件差、□胎儿宫内窘迫、□缩短第二产程 麻醉方式：□阴部神经阻滞、□局部浸润麻醉 切开位置：□会阴后联合中线向左侧45°、□会阴后联合中线向左侧60°～70°、□会阴后联合正中垂直、□会阴后联合中线向右侧45°、□会阴后联合中线向右侧60°～70° 缝合：□逐层缝合、□皮内缝合、□外缝合针 裂伤：□Ⅰ度、□Ⅱ度、□Ⅲ度

续表

维度	一级结构	次级结构
产后观察	宫颈	□完整、□裂伤
	纱布清点	□分娩前＿＿块，□分娩后＿＿块
	分娩过程	出血＿＿ml
		羊水性状：□清亮、□Ⅰ度、□Ⅱ度、□Ⅲ度、□血量＿＿ml
	脉搏	＿＿次/分
	血压	＿＿mmHg
	子宫收缩	□收缩好、□收缩不良
		宫底高度：□脐下、□脐上、□脐平
	阴道出血＿＿ml	测量方法：□称重法、□容积法、□面积法、□其他方法

2. 填写界面的编排顺序最大可能贴近自然分娩进程

【解决与分享】

在整体文字编排设计上尽可能与真实分娩过程吻合，方便护士顺序记录。胎儿娩出→脐带处理→新生儿处理→胎盘娩出→会阴观察→纱布清点→娩出后子宫底高度，直至整个过程中的出血与羊水总量，均符合实际过程。

3. 监测的数据在趋势图中按照实际时间准确显示在坐标中

【解决与分享】

将一天中的24小时划分成等大的96个小格，每小格代表15分钟，4小格组成1个大格，代表1小时。以数据写入的实际时间显示在由趋势图96格组成的时间坐标中，并可从排列的密集程度直观了解产程进展。就数据按照实际时间显示在坐标的准确位置，手工描绘无法实现，是电子绘制与手写的最大不同点之一。

4. 宫口扩张与先露下降形成交叉曲线设计

【解决与分享】

宫口扩张的数轴由上至下为9～1，由大到小；先露下降数轴由上至下为-4～4，由小到大。数轴顺序的翻转用以实现所绘制图形的交叉，曲线交叉符合生产过程中两者间的逻辑关系（P140 图3-5-41）。

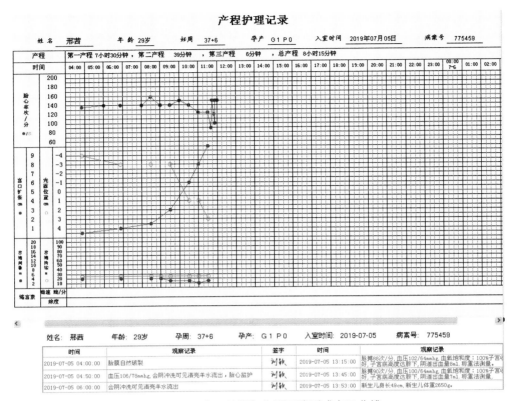

图 3-5-41　宫口扩张与先露下降形成交叉曲线

5. 双胎设计

【解决与分享】

趋势图形部分可同时展示"•"和"◦"不同标记下的两条胎心率势线。一胎时默认"•"标记连续记录形成的一条趋势线，双胎时出现"◦"标记的另一条，解决双胎时两个胎心率记录问题。

6. 催产素使用记录

【解决与分享】

助产过程中催产素的使用包括浓度与速度与产程关系密切，但变化不及宫口扩张、先露位置、宫缩时间等，最终采取直接记录调整时间与数值的方式（图 3-5-42）。

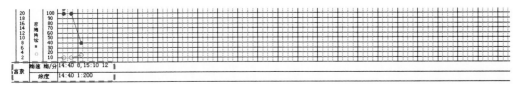

图 3-5-42　直接填写催产素浓度、输注速度并显示时间

7. 规范助产过程的描述

【解决与分享】

通过结构化的手段，在充分参考产科专业书籍与记录要求的前提下，对涉及的所有环节语言进行整理。包括胎儿娩出中的方式、胎产式、胎方位、胎肩娩出、存活、窒息；会阴条件差、胎儿宫内窘迫／缩短第二产程的切开指征，会阴后联合中线向左侧45°、会阴后联合中线向左侧60°～70°、会阴后联合正中垂直、会阴后联合中线向右侧45°、会阴后联合中线向右侧60°～70°的切开位置；逐层缝合、皮内缝合、外缝合针数等。避免人工记录下的随意性与记录差异。

8. 清洁页面技术的应用

【解决与分享】

按照框架逐层展示，次一级结构只有在上级结构被点击后才展开，这样可方便在书写过程快速找到记录位点。预览页面中被勾选或填写的内容，按照预先设计的固定语言展示，并滤去空白项，省去语言编辑时间和不必要的语言描述，使阅读者在最小视野下获得最大阅读信息。

9. 预览界面保留修改功能

【解决与分享】

尽管写入的内容在前期设计中尽可能涵盖周全，但患者情况的复杂与变化难免有填写库预先预想不到的细节，于是在预览界面保留了修改功能，这样在通读已有记录的情况下可直接补充写入，不必退回到某个界面，为护士工作提供方便。

四、急诊抢救护理记录

急诊抢救护理记录并不在国家卫生健康委员会规定的范围内。但为使护理连贯，加入了这样的管理要求，并不入正式病案，也不需要打印。于是坚持了两个基本的设计出发点：便捷性与同质性。

（一）展示界面（图 3-5-43）

首都医科大学宣武医院
急诊护理记录

姓名：　　　　性别：　　　　年龄：　　　　　　　　就诊卡 / 医保卡：

项目＼时间					08	09	10	11	12	13	14	15	16	17	18	19	20	21	22	23	00	01	02	03	04	05	06	07
监测指标趋势图	体温 ×　心率 ·　血压 ∨ ∧　CVP ■	℃ 41 40 39 38 37 36 35 34 33 32	mmHg 14 12 10 8 6 4 2 0 -2 -4	mmHg 次/分 180 160 140 120 100 80 60 40 20 0																								
呼吸 次/分																												
SPO₂ %																												

时间	观察记录	护士签字	时间	观察记录	护士签字

图 3-5-43　急诊抢救护理记录展示界面

（二）写入路径

护理评估、计划、措施的写入路径等同于病区护理记录，此处不再重复叙述。护理评估中的生命体征部分还融合了ICU护理记录中的物联技术，使得监测数据因与监护仪等相连，每小时或每隔2小时、4小时可自动写入护理记录。

（三）智能写入

护理评估、计划、措施的写入路径等同于病区护理记录，因此在智能写入方面也与之完全等同，包括眉栏信息的自动写入、输血执行与记录的同步写入以及患者各种流转事件的自动写入，具体可见本节内容。

（四）难点与经验分享

基于便捷性与同质性两个设计思路，整个护理记录在设计上采用了组合的形式：文字记录部分完全同质于病区护理记录，趋势图部分采用与ICU趋势图的部分内容。

1. 便捷性

【解决与分享】

（1）物联

自动采集与写入监测数据是设计时希望的，于是便实现了移动护理自动从监护仪、呼吸机等生命支持设备上每小时采集数据，写入护理记录的结果。

（2）结构化

同病区、ICU、产房的记录一样，预先设计好的描述短语勾选后写入。

2. 同质性

【解决与分享】

（1）观察记录部分，内容与写入方式路径完全等同于病区护理记录，包括评估—计划—措施，所有集合完全一致。

（2）趋势图部分，选择ICU护理记录趋势中的心率、血压、呼吸、血氧饱和度、呼吸机参数，标识完全相同。

第六节 医嘱执行记录

一、展示页面（图 3-6-1）

医嘱执行记录不纳入患者病案，仅为查看方便而设计。

首都医科大学宣武医院

医嘱执行记录

日期	时间	执行记录	执行护士

图 3-6-1　医嘱执行记录展示页面

二、写入路径

1．用药类医嘱执行

自动提取 HIS 系统中药物的医嘱名称、剂量、用法，在一行内显示；其用药附医嘱在下方相邻一行内显示名称剂量、用法。

2．护理类医嘱执行

登录移动护理→选择患者→点击护理类医嘱执行→扫描腕带→选择操作项目→执行操作→保存。

3．执行护士

执行护士由系统自动提取并在记录中显示。执行过程需要经历一段时间而涉及多人时，执行记录中的执行人为开始执行人。如给药执行，相关执行人有给药开始人，不是摆药人、配药人、给药开始人、给药结束人、给药暂停人；再如有创呼吸机使用、无创呼吸机使用、腹膜透析、血液透析、连续静脉血液透析滤过、连续静脉血液滤过、血液透析滤过等。开始执行时间与对应的执行人被写入执行记录（图 3-6-2）。

医嘱执行记录

姓名：樊小平　性别：男　年龄：46岁　病区：神外三　床号：21202　病案号：720156

执行日期	执行时间	执行记录	执行护士
2018-02-01	10:43:44	头孢曲松针（罗氏芬） 0.25g 皮内注射	郭雪莲
		0.9%氯化钠注射液（大冢塑料瓶） 30.0ml 皮内注射	郭雪莲
2018-02-02	16:57:43	0.9%氯化钠注射液（双鹤袋） 500.0ml 静脉输液	郭雪莲
		氯化钾针 1.5g 静脉输液	郭雪莲
2018-02-02	17:02:53	会阴擦洗（新）	郭雪莲
2018-02-02	17:42:54	矛头蝮蛇血凝酶(巴曲亭)(限病区) A 2.0DW 入小壶	田红敏
		0.9%氯化钠注射液（大冢塑料瓶） 10.0ml 入小壶	田红敏
2018-02-02	19:51:11	5%葡萄糖氯化钠注射液（双鹤袋） 500.0ml 静脉输液	芦莉涵
2018-02-03	05:50:43	会阴擦洗（新）	王妍
2018-02-03	08:56:28	0.9氯化钠注射液(大冢袋) 100.0ml 静脉输液	张蕴芳
		头孢曲松针（罗氏芬） B 2.0g 静脉输液	张蕴芳
2018-02-03	09:10:10	矛头蝮蛇血凝酶(巴曲亭)(限病区) A 2.0DW 入小壶	张蕴芳
		0.9%氯化钠注射液（大冢塑料瓶） 10.0ml 入小壶	张蕴芳
2018-02-03	09:19:20	0.9氯化钠注射液(大冢袋) 100.0ml 静脉输液	张蕴芳
		法舒地尔注射液(川威)(限病区) A 30.0mg 静脉输液	张蕴芳
2018-02-03	09:36:59	0.9氯化钠注射液(大冢袋) 100.0ml 静脉输液	张蕴芳
		托烷司琼注射液(赛格恩)(限病区) B 5.0mg 静脉输液	张蕴芳
2018-02-03	10:07:19	0.9%氯化钠注射液（双鹤袋） 250.0ml 静脉输液	付伟
		纳美芬注射液(乐萌) A 0.5mg 静脉输液	付伟
2018-02-03	15:11:41	0.9氯化钠注射液(大冢袋) 100.0ml 静脉输液	张蕴芳
		法舒地尔注射液(川威)(限病区) A 30.0mg 静脉输液	张蕴芳
2018-02-03	15:29:42	会阴擦洗（新）	张蕴芳
2018-02-04	05:47:53	会阴擦洗（新）	刘薇

图 3-6-2　医嘱执行记录

三、难点与经验分享

与护理记录的关系

【难点与经验】

关于执行记录有无必要纳入护理记录一直处于思考的过程。就截至目前而言，经历了两个阶段，前一个阶段是放入护理记录，现在的阶段是独立成页可查阅，不归入护理记录。

【解决与分享】

（1）护士执行的医嘱项目一般情况下不再写入护理记录

部分医嘱执行被写入护理记录是最初的一个阶段，虽然在使用后被最终替代，但仍有意义。当时我们把雾化吸入、吸痰、口腔护理、洗胃、备皮、膀胱冲洗、灌肠、翻身、物理降温等可以短时完成的护理类项目在执行后自动写入护理记录，而心电监护、吸氧等由于是持续执行的医嘱，很难规定记录频次而未纳入写入的范围。执行一段时间后，我们发现整个护理记录几乎被这些操作的执行记录充满。护士记录病情变化的能力本身就有限，在这种情况下就更难记录有价值的观察了。大到护理病历，小到护理记录，护士最重要的是客观记录观察与护理措施效果，这才是记录的目的与意义。

（2）整合治疗类、护理类项目目录，执行记录独立成页

基于上一个阶段的体验，通过程序改进，所有治疗类、护理类项目记录单独成页，存储在 PC 端，需要时有处查询，可以打印，方便必要的使用。包括有创呼吸机使用、无创呼吸机使用、腹膜透析、血液透析、连续静脉血液透析滤过、连续静脉血液滤过、血液透析滤过、保护性约束等几乎所有医嘱项目，以开始执行作为时间点写入，整个执行过程若涉及多名护士，以第一名护士作为执行人写入。

（3）医嘱执行记录增加功能键，选择性自动写入护理记录

部分情况下，特别是抢救，护士需要记录用药或其他医嘱执行，此刻可在自动生成的医嘱执行记录中按需随意选择任意或多个执行记录、单次或任意次地选择，点击导入护理记录，轻松完成，节省重复书写，提高效率与准确性。

（4）记入项目完成了仅记录临时医嘱中护理类项目向记录所有长期医嘱、临时医嘱的转变

第七节　权限管理与质量控制

在护理病历权限管理中，2010 年 4 月 1 日起施行的《电子病历基本规范》中有几点很有帮助："电子病历系统应当设置医务人员审查、修改的权限和时限；医务人员修改时，电子病历系统应当进行身份识别、保存历次修改痕迹、标记准确的修改时间和修改人信息；医务人员采用身份标识登录电子病历系统完成各项记录等操作并予确认后，系统应当显示医务人员电子签名。"

一、护士权限

基于《电子病历基本规范》，以及患者权益保护和临床实际工作需要，设计了护士—护士长—科护士长—护理部的四层权限。同时护士与医师作为一个医疗团队，移动护理系统中护理病历实现了与医师电子病历的互看，即只能查看不能填写与修改。以护士为例说明权限，见第一章表 1-4-1。护士长、科护士长、护理部在此基础上权限逐级放大。

对护士长开放的系统维护权限有两个：护理会诊人员资质维护和体温记录自定义项维护。项目配置模块绑定的会诊护士可看到"护理会诊"填写模块，有权限填写会诊记

录；反之，看不到会诊填写模块无法进行填写。会诊护士需符合护理会诊制度中相关人员资质要求（图 3-7-1）。

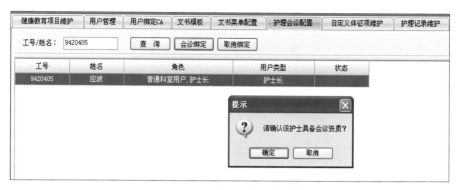

图 3-7-1　护理会诊人员资质维护

二、电子签章

电子签章的使用，与长期医嘱、短期医嘱、输血记录、病重（危）护理记录、ICU危重护理记录、产程护理记录、手术护理纪录等均相关，设计时需要一并考虑。一般可按照几个步骤完成：

1．梳理护士 CA 签章位点，即哪些记录需要护士签章及具体出现位置。

2．移动设备与 PC 端均需考虑签章的可操作性，尽可能在护士操作的过程中就实现电子签章。

3．签章的使用不影响原有护理病历所有表单的格式与美观。

三、质量控制

《电子病历基本规范》涉及病历质控的问题：电子病历系统应当为病历质量监控、医疗卫生服务信息以及数据统计分析和医疗保险费用审核提供技术支持，包括医疗费用分类查询、手术分级管理、临床路径管理、单病种质量控制、平均住院日、术前平均住院日、床位使用率、合理用药监控、药物占总收入比例等医疗质量管理与控制指标的统计，利用系统优势建立医疗质量考核体系，提高工作效率，保证医疗质量，规范诊疗行为，提高医院管理水平。

护理病历作为电子病历的一部分，同样可以通过病历质控促进护理质量，有关这个话题，另作详细介绍。

第四章 智能交班报告与患者交接

第一节 住院交班报告

一、展示界面（图 4-1-1）

首都医科大学宣武医院
病区集体交接班
xxx 病区：2019-01-06 08:00 至 2019-01-07 07:59. 患者总数：n

类别（数量）	病案号	床号	姓名	诊断	内容	护士
出院（n1）						
转出（n2）						
预检查（n3）						
预手术（n4）						
入院（n5）						
转入（n6）						
死亡（n8）						
其他病人（n9）						

图 4-1-1　住院交班报告展示界面

二、写入路径

交班报告设计基础为各临床业务系统的互联互通，数据来源于各个业务系统，即在各业务系统生成的数据被二次利用于交班报告。眉栏中的各个项目写入路径不尽相同。

1. "类别（数量）、病案号、床号、姓名、诊断"写入路径

移动护理系统与医嘱管理系统做好接口，办理入院手续即可自动提取生成，入院诊断以电子住院证为数据源。移动护理信息系统与电子病历信息系统做了接口，当确定诊断后，护士也可从若干诊断中选择，再导入交班报告。

2. "内容"写入路径

PC 端登录移动护理信息系统→护理任务→交接记录→交班报告→点击"导入"→护理记录打印预览界面→选中时间点的全部内容（可多选后同时导入）→点击"交班报告"导入（图 4-1-2 ～图 4-1-6P150）。

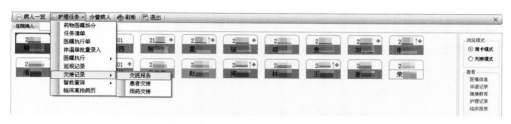

图 4-1-2 使用路径：护理任务→交接记录→交班报告

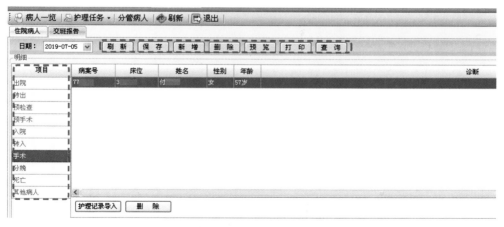

图 4-1-3 项目与其数量自动显示，点击任意项可显示明细

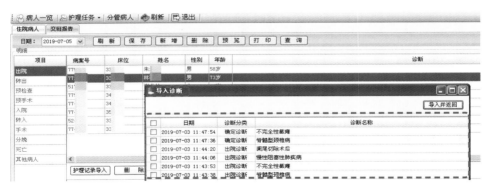

图 4-1-4　双击某患者诊断格→弹出此患者当前所有诊断→选择诊断导入

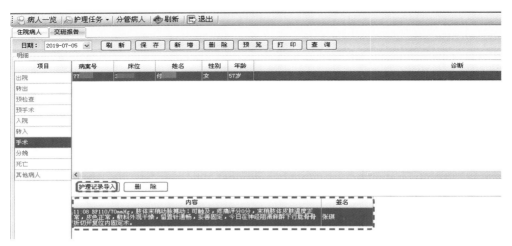

图 4-1-5　点击"护理记录导入"→选中护理记录中需要交班的内容→导入交班报告

骨科一病区病区，2019-07-05 08:00至2019-07-06 07:59，患者总数：79人

类别（数量）	病案号	床号	姓名	年龄	诊断	内容	护士
出院(8)	77	33	朱	58岁			
	77	33	林	73岁			
	51	33	谢	70岁			
	77	34	张	25岁			
	77	34	霍	70岁			
	77	34	边	41岁			
	77	34	郭	18岁			
	77	33	李	52岁			
入院(6)	76	33	尹	18岁			
	76	33	杨	48岁			
	77	33	陈	71岁			
	71	34	耿	39岁			
	77	34	胡	52岁			
	77	35	赵	81岁		10:20 入院评估：步行入院，BP130/80mmHg，肢体末梢动脉搏动：可触及，疼痛评分2分，腰部及双下肢疼痛，持续，双下肢麻木，末梢肢体皮肤温度正常，皮色正常，正常睡眠，尿液，粪便，颜色性状正常。健康史：高血压，脑梗死，甲状腺术后，青霉素类过敏史，磺胺类过敏史，氯化钙过敏史，有手术史，无吸酒史，无饮酒史，正确认识疾病，情绪状况正常，有能力接受教育，健康行为全部执行，部分需要居家照顾，对风险认知：认识不足（跌倒），坠床。	张琪
手术(1)	77	34	付	57岁		11:08 BP110/70mmHg，肢体末梢动脉搏动：可触及，疼痛评分0分，末梢肢体皮肤温度正常，皮色正常，敷料外观干燥，留置针通畅，妥善固定，今日在神经阻滞麻醉下行肱骨骨折切开复位内固定术。	张琪

图 4-1-6　自动生成 + 导入护理记录后形成交班报告

3．"其他患者"的写入路径

需要交班的患者因为是护士依据病情具体情况而定，不同于"出院、转出、预检查、预手术、入院、转入、手术/分娩、死亡"系统依据医嘱自动累计数据，而是需要护士自主选择患者，其具体交接内容直接选自护理记录。

三、智能写入

交班报告的智能化体现在两部分：完全智能写入与半智能写入。

1．完全智能写入

主要是眉栏项目中"类别（数量）、病案号、床号、姓名"，完全根据相关业务系统当天的数据自动生成，形成患者列表，类别与人数系统自动生成后不可手工修改。

2．半智能写入

主要是患者的诊断与护理，由护士正确选择患者对应的内容，点击相关按键直接导入交班报告即可，以数据同源为设计基础实现整个病历的数据整体一致性，改变护士书写护理病历后重复书写交班报告的现状。在交班报告中不设计修改功能，以达到数据在不同处显示时的同质性。

四、难点与经验分享

1．信息同源的智能设计

【难点与经验】

信息同源的设计初衷有两点：一是减少护士不必要的重复书写，提高工作效率；二是避免计算数据不一致或病情内容存在差异。在手写交班报告的阶段，患者的病情护士会在护理病历中记录一遍，可是交班报告还有书写的需要，于是就再写一遍，这种情况在没有信息系统之前一直是这样；同时患者人数、手术人数等也需要逐一计算，难免会出现偏差。

【解决与分享】

（1）护理记录作为交班报告源头，内容是患者客观、真实、及时的记录。

（2）直接使用护理记录可实现任何情况下记录的同质性，同时可实现一次性书写多次使用，方便高效。

（3）导入内容不可修改可整体删除同样保证数据同质性。

（4）结构化的护理记录模式方便相关数据的多次利用。

2. 交接内容顺序一致

【难点与经验】

交班的类别包括：出院、转出、预检查、预手术、入院、转入、手术／分娩、死亡、重点病人，不同医院可能有些许差别。然而交班的顺序护士往往记忆会不那么准确，会造成交班顺序有些凌乱。但移动护理信息系统按照管理要求给出一个固定的顺序。

【解决与分享】

（1）按照上述类别的固定顺序要求进行程序设计。

（2）事件名称类别顺序固定、同一类事件按病区房间号床号顺序固定，并依次显示。

（3）交班护士的姓名以报告生成时间，顺序排列显示。

3. 交接时段统一设置

【难点与经验】

交接班报告的交接时段可根据临床实际情况自定，最终全院病区统一。

【解决与分享】

（1）默认交班的时间区间设定为昨日 08:00 至今日 07:59，避免随意性造成的偏差，交班报告自动生成，可浏览打印。

（2）当天 08:00 自动生成新的空白交班报告。

（3）交班报告可选择日期与时间查询，系统检索后显示查询结果的列表。

4. 诊断的生成

【难点与经验】

诊断的自动生成在交班报告的设计中是难点，与其他数据来源不同，数据并不源自医嘱系统，也非移动护理信息系统自身数据，需要为此另作系统间的数据对接。

【解决与分享】

（1）交班报告中所需的诊断默认为获取电子住院证中的入院诊断。

（2）患者住院期间护士可依据实际病情与医师后续诊断结果，选择当前阶段的第一诊断或多个诊断。

（3）当诊断不需要进行调整时系统默认最后一次护士选择的诊断。

第二节　急诊交班报告

一、展示界面（图 4-2-1）

首都医科大学宣武医院

急诊流水接班

2019-01-06 08:00 至 2019-01-07 07:59

		总计	内科	神经内科	普通外科	骨科	泌尿外科	血管外科	胸科	神经外科	功能神经外科	眼科	耳鼻咽喉头颈外科	妇产科	口腔科
就诊人数															
住院人数															
死亡人数															
滞留人数	抢救														
	输液														
	观察														
	待诊														

图 4-2-1　急诊交班报告展示界面

二、写入路径

这部分内容与住院病区交班报告不同，并无具体患者观察记录，交接内容对应眉栏下的数据并不需要护士书写，即整个交班报告完全自动生成。

三、智能写入

急诊交班报告中的数据，来源于急诊医生工作站、急诊护理信息系统、急诊挂号、分诊预检等多个业务系统，通过信息平台的交互汇总，于每日 7:59 自动生成前一天相关数据。如死亡人数来源于急诊护理系统，患者去向勾选为"死亡"是提取标记；住院人数来源于医生工作站，患者去向勾选为"住院"是提取标记（P154 图 4-2-2）。

四、难点与经验分享

1．数量单位显示明确统计目标

【难点与经验】

工作量统计中往往因为统计单位的不同，会呈现出不一样的数据结果。

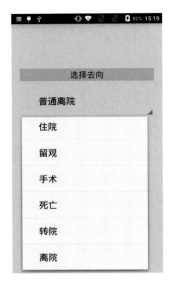

图 4-2-2　急诊患者去向选择

【解决与分享】

（1）明确需要统计的数据，单位不同数据量不同。

（2）统计单位明确标注在眉栏，便于辨识，例如"就诊人次"，而不是"就诊人数"，前者可一人多次就诊或一次就诊多科，后者则为不论就诊几次几个科仅按一人计算。

　　2. 设计思路同住院交班报告

【难点与经验】

　　虽然急诊流水交班中的重要部分包含了各科诊治患者的数量，但同时也不除外个别患者病情需要交接，整体设计上尽可能多地省去护士的书写而采用自动生成的方式。

【解决与分享】

（1）交接项目与内容按照表单中的顺序固定显示，同住院交班报告的方式。

（2）默认交班的时间区间设定为昨日 08:00 至今日 07:59，同住院交班报告。

（3）交班报告可每日浏览、打印，选择日期与时间查询并显示查询结果列表；月末最后一天统计整月数据格式同每日交班，表头日期改为年月。

（4）第三章第五节中我们介绍到急诊抢救护理记录，同质于病区护理记录，需要病情交接的内容可来源于护理记录，写入方式同住院记录。

第三节　患者个体的交接

一、展示界面（图 4-3-1）

首都医科大学宣武医院

患者交接记录

日期	病案号/就诊卡号	姓名	年龄	性别	转出单元		病情观察、护理措施	物品	转入单元	
					单元名称转出时间	护士/医生			单元名称交接时间	护士

图 4-3-1　患者个体的交接记录展示界面

二、写入路径

1. 总体写入路径

完成转出前的护理记录→选择患者→在护理记录与执行记录中选择交接内容→点击"导入交接记录"→系统 PC 端显示整张交接记录的大部分 /PDA 端显示交接记录中"护理观察与措施 / 物品"两部分→接收病区患者身份确认→ PDA 端自动弹出"护理观察与措施 / 物品"的具体项目→接收方护士逐项勾选接班内容→双方确认→保存→存在未确认的项目，弹出提示语"请确认未勾选项目无须交接"→点击"确认"或关闭提示语返回内容勾选页面补充勾选，默认点击"确认"的时间为交接时间自动写入→生成交接记录（图 4-3-2）。

日期	病案号/就诊卡号	姓名	年龄	性别	转出单元		病情观察、护理措施	物品	转入单元	
					单元名称转出时间	护士/医生			单元名称转入时间	护士
2017-12-20	123456	林	60	男	急诊外抢14:23	……	□异舒吉 50mg/h 静脉输液0.9%氯化钠注射液 250ml/h 静脉输液□右下腹疼痛 3 分	□病历□影像资料□活动义齿□随身物品	介入中心	…
2017-12-20	123456	蒙	72	男	介入中心16:31	……	□乳酸林格注射液 500ml 静脉输液□右股静脉穿刺点伤口敷料干燥无渗血	□病历□影像资料□活动义齿□随身物品	神经外科四病区	…

图 4-3-2　交接者选择交接内容后 PC 端的显示

2. 在护理记录与执行记录中选择交接内容

（1）普通病区、监护室、产房、急诊留观、急诊抢救

①护理记录（含产程护理记录）→选中所需内容的完整横行→点击"文书导入"名下的"交接记录"（图4-3-3）。

②体温记录→录入界面→选中所需内容的完整横行→点击"交接记录"（图4-3-4）。

③医嘱执行记录→选中所需内容的完整横行→点击"交接记录"（用药父医嘱击一横格即同时选中）。

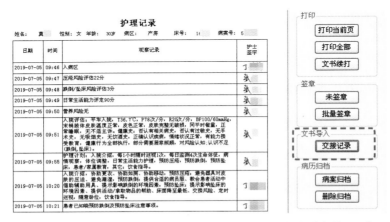

图4-3-3　护理记录→选中所需内容的完整横行→点击"交接记录"

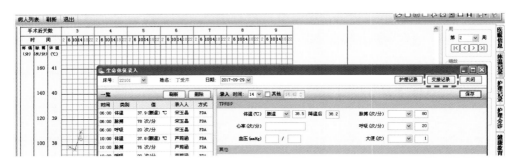

图4-3-4　生命体征导入患者交接

（2）急诊分诊

PC端选择患者→选择项目→点击"交接记录"→手写补充内容→点击"保存"。

（3）手术室、介入

①接手术/介入交接：普通病区、留观/监护室/急诊抢救/急诊分诊/产房护士→点击"前往手术"→扫描手术通知单条形码→扫描腕带→自动生成拟手术名称与条形号码在交接记录中的"病情观察、护理措施"栏目下作为交接内容/"转入单元"默认为

手术室→其余交接同总体写入路径。

②手术 / 介入返回交接：手术护理记录→选中所需内容的完整横行→其余交接同总体写入路径。

三、智能写入

在整个交接记录生成的过程中，每一个交接内容均为智能写入（图 4-3-5）。这一点是通过在护理记录、体温记录以及执行记录中选中相应的内容导入交接记录完成的，不需要护士手写任何信息，交接的所有内容与患者护理病历及执行记录完全一致，实现了信息的再次利用与同质性。

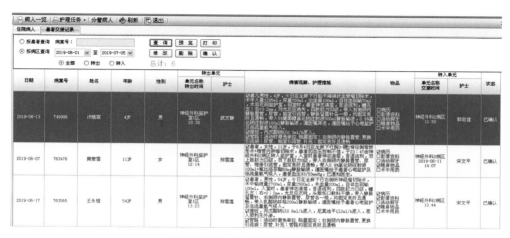

图 4-3-5　生成的患者交接记录

四、难点与经验分享

1. 交接记录无手工书写权限

【解决与分享】

交接内容均为选中相应记录导入生成，不开放手工录入权限。同时可以提高护理病历的质量。

2. 抢救患者的交接记录

【难点与经验】

患者在病区、监护室、产房、手术、介入之间的交接，一般情况时间充裕，但若正巧在交接过程中出现患者需要抢救，常规交接就会暂时不适用，因此这类情况需要在设计时加以考虑。

【解决与分享】

（1）允许在抢救之后补充填写交接记录，以使护理有完整的连续性。

（2）设置抢救标识键，明确补记的条件，便于在系统中对补记内容进行识别。

3.　交接记录的查询

【难点与经验】

在信息系统中查看与存留的交接记录是使用信息系统的优点之一，也促进了纸张的节约。

【解决与分享】

（1）在院患者交接记录查询

①查询设置：普通病房／监护室／产房／急诊抢救室／急诊留观／手术室／介入设置在移动护理系统→护理任务→交接记录→患者交接。

②查询范围：本病区转出与转入的患者均可以查询到。

③患者个人查询：输入患者病案号→点击"查询"→显示该患者本次住院期间交接记录。

④病区整体查询：选择日期区间→点击"查询"→显示该病区时间区间内全部患者交接记录。患者顺序按交接时间由近及远的自上而下排列。由于护士与病区在系统中是对应的关联，因此护士登录后可查看所在病区的交接记录。

（2）患者交接保存时限：患者出院，交接记录不再显示。

第五章　消毒供应追溯系统

第一节　确定起止点实现闭环管理

一、流程图（图 5-1-1）

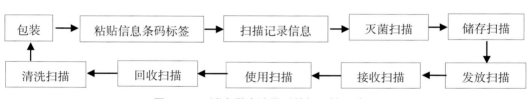

图 5-1-1　消毒供应追溯系统闭环管理流程

二、实施路径

1. 包装灭菌

双人核对完成灭菌包包装→系统中点击"配包"→选择灭菌包类型→打印标签（图 5-1-2）→粘贴标签于灭菌包外层包布→扫描标签→点击"灭菌"→扫描灭菌器条码→扫描灭菌消毒包标签→点击"开始"。

图 5-1-2　灭菌包标签包含的信息

2. 无菌发放

发放人按照系统计算出的临床灭菌包领量完成发放准备→点击"发放"→选择病区→无菌窗口发放人员逐一扫描待发灭菌包→点击"下送人接收"→生成发放清单（带有此次发放的所有无菌物品信息的批量条码）→下送人员登录→清点核对灭菌包种类与数量→扫描批量接收标签→送往临床（图 5-1-3、图 5-1-4）。

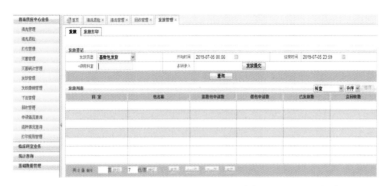
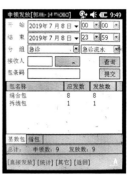

图 5-1-3 PC 端与 PDA 端的发放界面

无菌包发放记录

发放时间：2019-07-05 15:22:09   201907050017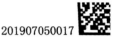

病区	无菌包信息
全外科2病区	口护包 4, 止血带1 1,14cm直手术剪 2,起钉器 1,拆线包 1
全外科3病区	14cm直手术剪 1
全外科4病区	止血带1 1,14cm直手术剪 1,缝合包 2
全外科6病区	口护包 5,止血带1 1,14cm直手术剪 1,起钉器 2

无菌包发放记录

发放时间：2017-09-29 14:56:29   201709290002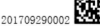

病区	无菌包信息
中心手术室	肱骨（AO）1,股骨（AO）1,神外颈后（林克）1,神外腰椎（林克）4,全膝（圣业）1,股骨（理贝尔）1,颈前（飞渡）1,距骨（科创）1,亚克美（颈后）1,腰椎（富乐）1,植入物（AO）2,植入物（林克）4,植入物（捷迈）1,植入物（理贝尔）1,膝翻修（圣业）2,耳科包 1,衣一件 3,衣三件 3

图 5-1-4 发放过程生成与扫描批量条码：多科发放、单科发放

3. 接收使用

病区护士→点击"接收确认"→扫描灭菌包标签→返回→点击"使用登记"→扫描灭菌包标签条码与患者腕带或点击科室使用→扫描灭菌包标签（图 5-1-5P161）。

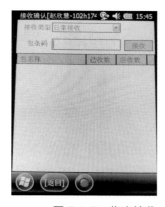
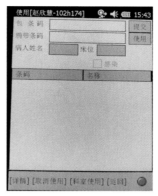

图 5-1-5　临床接收，使用时扫描患者腕带

4. 回收清洗

点击回收→扫描标签→包内器械清点如数→单选或多选已回收灭菌包标签→点击"清洗"→选择清洗消毒器编号→单选或多选选择待清洗包标签→扫描清洗消毒器条码→清洗（图 5-1-6 ～图 5-1-8P162）。

条码编号	包名称	使用时间	所在科室	操作
006190786551	鼻内窥镜包	2019-07-05 11:03:27	中心手术室	回收
003190787345	止血带1	2019-07-05 11:02:58	神内监护室	回收
003190787098	止血带1	2019-07-05 11:02:57	神内监护室	回收
006190787229	介入诊疗包	2019-07-05 11:01:16	介入放射诊断治疗中心	回收
003190783829	止血带1	2019-07-05 11:00:33	产房	回收
003190783521	止血带1	2019-07-05 11:00:29	产房	回收
006190785279	小巾包	2019-07-05 10:51:21	神经外科监护室2	回收
006190676438	气切包	2019-07-05 10:51:21	神经外科监护室2	回收
006190785278	小巾包	2019-07-05 10:51:20	神经外科监护室2	回收
006190787283	拆线包	2019-07-05 10:51:20	神经外科监护室2	回收
003190783828	止血带1	2019-07-05 10:49:23	泌尿外科一病区	回收

器械详情

材料名称	器械数	损耗数	损耗类型
洗涤盆	1	0	--请选择--
口杯	1	0	--请选择--
服药杯	1	0	--请选择--

图 5-1-6　PDA 端回收扫描，PC 端同步查看

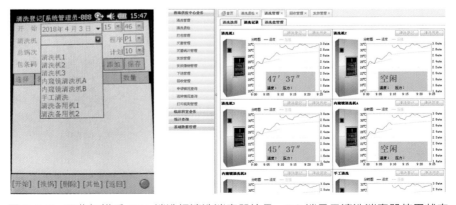

图 5-1-7　回收扫描后 PDA 端选择清洗消毒器编号、PC 端显示清洗消毒器使用状态

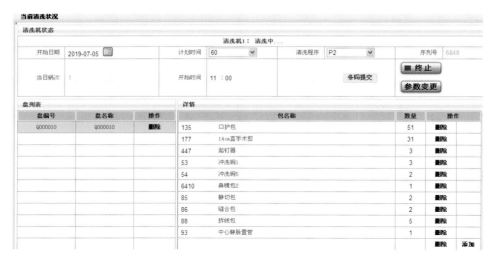

图 5-1-8　PC 端某清洗消毒器查看清洗内容

三、智能提醒

1. 接收清单

临床确认接收灭菌包，消毒供应中心 PC 端系统显示计划接收的品种与数量，比如口护包 4、拆线包 2，方便使用者查看（图 5-1-9）。

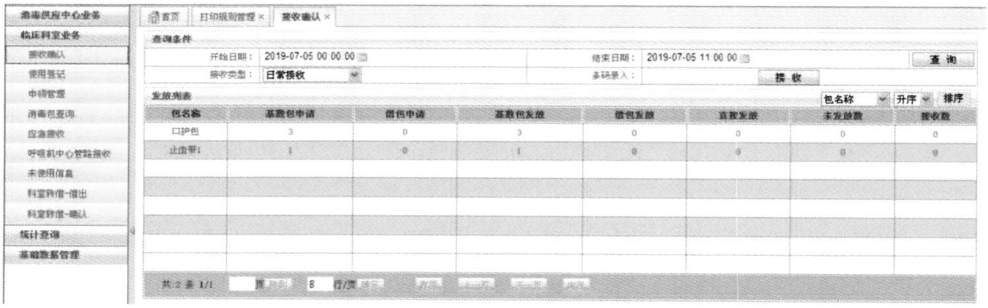

图 5-1-9　消毒供应中心查看接收

2. 过期提醒

根据每个灭菌包标签自动记录的灭菌时间，系统会使用事先设定的公式自动推算出失效的时间节点。无论在生命周期中的任一环节超出有效期时间范围，扫描标签后会自动弹出相应提示语（P163 图 5-1-10），有效避免使用过期物品的风险。

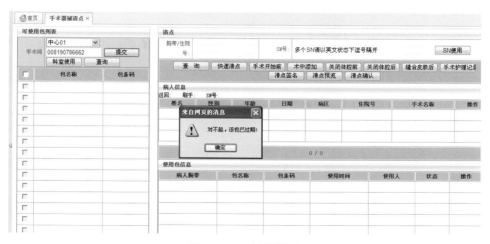

图 5-1-10　过期提醒

3. 扫描提醒

通过扫描标签，流程中的任一环节被系统记录，同一动作被再次扫描时界面自动弹出相应提示语（图 5-1-11），另外跨越流程扫描，同样会自动弹出不同的语言提示，即漏扫码的拦截，随之不正确的操作被有效限制（P164 图 5-1-12）。

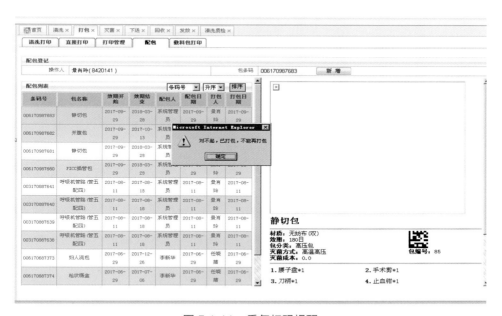

图 5-1-11　重复扫码提醒

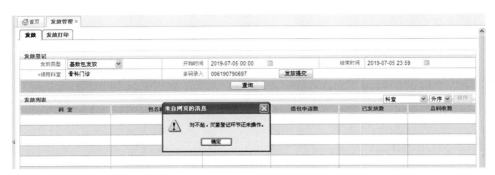

图 5-1-12　遗漏扫码提醒

四、难点与经验分享

1. 选择起止点促成流程闭环

【难点与经验】

医嘱执行的闭环管理中，从医嘱开写到执行完毕，节点不遗漏便可形成自然的闭环。消毒供应流程却有不同，不同医院有各自开始与结束节点，然而流程起止点的选择却会影响到闭环管理。有些流程的设计可能会选择清洗环节为起点，但此时灭菌包还未生成，条码即便可以打印也无可附着的主体，或是扫描各类灭菌包的条码样品替代真正的条码标签。这两种情况的弊端包括：标签与灭菌包分离、信息中断、标签信息的不真实，造成失去安全性与可追溯的意义。

【解决与分享】

（1）闭环起点设置在包装环节

在经过装配核对，封包的最后一步是粘贴信息标签，自此待灭菌的包生成，之后灭菌、储存、发放、回收流程中对信息标签的每一次扫描记录着该灭菌包的生命周期全过程，直至最终送入清洗消毒器，生命信息截止。正如腕带从患者住院开始佩戴至出院是一个完整的生命周期，此处标签相当于腕带，包装完毕尚未灭菌的包相当于患者，当标签粘贴于包时标签才发生了意义，即腕带佩戴于患者开始才有了意义，标签与腕带的生命周期开始。

（2）回收清洗关联作为流程结束

回收阶段包内器械还未打散混合，此时选择清洗消毒器编号，之后器械分类清洗，再扫描选择的清洗消毒器条码，多个回收的灭菌包可选择同一个清洗消毒器，灭菌包与清洗消毒器实现了关联对应，完成生命周期的最后一步，可追溯性提高。

（3）最小可追溯单位

现阶段，由于不是每个器械单品都有可与信息系统相连的条码标识，因此目前只得以"包"为最小可追溯单位，而非器械本身，这种局限终将随着未来发展而得以改善。

2. 提高无菌物品窗口发放效率

【难点与经验】

手工发放无菌物品的过程是发放者人工清点灭菌包品种与数量，经无菌传递窗口，下送者再次清点品种与数量，如数下送至临床。这个环节的信息设计主要是缩短流程所需时间。

【解决与分享】

（1）发放与接受双方各自使用工号＋密码登录系统

可以使用同一台移动设备，而各自使用一台更为方便。共用一台移动设备时，需要发放者退出后下送者重新进入系统。登录除需要个人工号，还需要密码。

（2）批量条形码辅助提高发放下送双方的交接效率

无菌间发放者逐一扫描即将发出的灭菌包后，系统可生成一个批量条码标签，包含本次扫描的所有灭菌包的所有信息，下送人员扫描此批量标签即可完成接收，省去再次逐一扫描的过程，也可避免某灭菌包扫描遗漏的情况。

3. 临床单元之间智能借用

【难点与经验】

消毒供应信息系统未上线之前，临床各单元之间可以任意借还灭菌包。然而系统设计过程如果忽略了此环节，会因各自数量与供应中心数量对不上而不愿意临时借包，单元之间借还灭菌包的自由被限制，只好前往消毒供应中心借用，浪费路途时间，不方便临床。

【解决与分享】

（1）流程设计为"科室接收→借出"或"科室接收→借入→病区使用"。

（2）借用的灭菌包消毒供应中心可直接回收，无论是否使用，无须归还，这样可以免去还回的过程，通过系统中的动作节点信息记录，进一步方便临床。

（3）灭菌包借出、借入后，双方在库数量出现相应的自动变化，消毒供应中心根据之前与临床共同设定的基数发回，使之最终与基数一致。

4. 全院流程执行的同质化

【难点与经验】

全院的消毒供应除外病区、监护室等住院部分，还包含手术室、介入单元和门诊、急诊、实验室等部门，而消毒供应流程执行中的差异在于使用者是否是佩戴腕带的患者。

【解决与分享】

（1）扫描患者腕带或点击科室使用两种方式使用记录

接收使用是这样设计的：病区护士 PDA 登录消毒供应信息系统→点击"接收确认"→扫描灭菌包标签→返回→点击"使用登记"→扫描灭菌包标签条码与患者腕带或点击"科室使用"→扫描灭菌包标签。

（2）点击"科室使用"的条件

当使用灭菌包的对象无腕带时，就可以采取点击"科室使用"，以解决不存在腕带情况下的使用记录问题。比如病区、监护室换药室使用的无菌镊子罐、铺治疗盘的无菌小巾等就属于这情况。

（3）门诊患者使用

门诊患者是没有腕带的，灭菌包的使用集中在换药中心，点击"科室使用"即可。随着急诊信息化建设的加快，就诊患者使用腕带越来越普遍，无名氏 / 意识障碍 / 语言障碍 / 抢救 / 输液等患者统一使用电子腕带，灭菌包的使用可以扫描患者腕带追溯到每位使用者。

5. 统计查询功能

【难点与经验】

消毒供应信息系统中查询统计功能主要方便消毒供应中心使用，可依据需求开发。

【解决与分享】

（1）每个灭菌包生命周期的追踪查询。

（2）一般可选择时间范围、品种类别、清洗消毒 / 灭菌器等自助查询或主动推送数据结果。

第二节　手术器械使用的自动记录

一、流程图

手术器械使用的自动记录流程，见 P167 图 5-2-1。

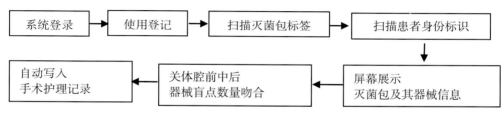

图 5-2-1　手术器械使用的自动记录流程

二、实施路径

登录消毒供应信息系统→点击"使用登记"→扫描灭菌包标签条码与患者腕带→扫描灭菌包标签→屏幕展示条形码＋器械包名称＋所有包内器械名称数量→点击"写入记录"→按照灭菌包扫描先后顺序排列正式记录于手术护理纪录→手术过程器械清点如数→归入病案。

三、智能提醒

1. 器械数量的自动累计

同种器械数量≥ 2 个时，器械名称不重复出现在清点记录环节，这既包括 1 个包内的相同的器械，还包括不同灭菌包之间的相同的器械。术前清点、术中添加、关腔前清点、关腔后清点 4 个关键环节均须进行逐项清点（图 5-2-2）。

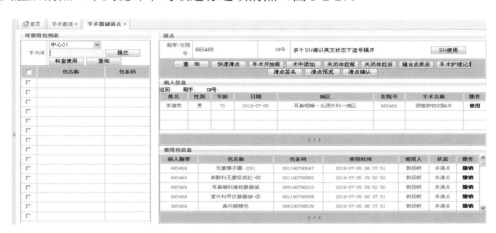

图 5-2-2　手术器械清点界面

2. 器械清点过程数目不一致提醒

器械数量的自动累计是为后续清点核对做准备。关体腔前清点与关体腔后清点在分别清点时需要清点人与核对人分别在系统中填写清点数量，而此时屏幕均不会出现术前数量，清点与核对中任何一人与被核对的数量不一致时，点击保存系统会弹出"不正确"，无法保存成功，直至数量吻合（图 5-2-3）。

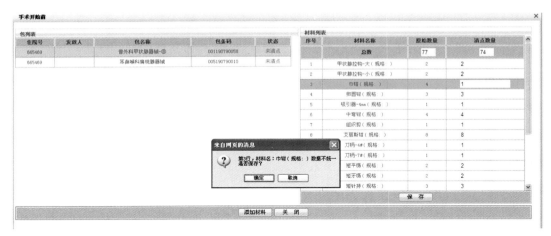

图 5-2-3　任意环节手术器械清点数目不符的拦截

四、难点与经验分享

术中器械清点记录的系统归属

【难点与经验】

按照病历的相关书写规范要求，手术过程中器械、物品清点记录是手术清点记录的主体，信息化手段可以方便地将护士的这一工作过程呈现记录于病案。

【解决与分享】

（1）完整的手术护理记录由两部分组成：手术器械物品清点记录与手术护理观察记录。

（2）手术器械物品清点可在消毒供应追溯系统进行：无论是否书写术中患者护理观察的部分，都建议器械、物品这一部分统一在消毒供应信息系统中完成，这样从灭菌包的发出—接收—使用—回收的过程就一气呵成，连贯完整。

（3）手术护理观察记录与住院患者的护理记录、产程护理记录、ICU 危重患者护理记录的设计思路相同，分为填写界面与打印预览界面，结构化勾选后形成格式统一的护理记录。